［監修］澤　明　　　　　［監訳］成田 瑞

システマティック
臨床精神医学

4つの多元的観点による
治療体系化

Foreword by Paul R. McHugh, M.D. *and* Phillip R. Slavney, M.D.
Systematic Psychiatric Evaluation
A Step-by-Step Guide to Applying The Perspectives of Psychiatry
Margaret S. Chisolm, M.D.
Constantine G. Lyketsos, M.D., M.H.S.

中外医学社

● 監修者・監訳者・翻訳協力者一覧 (50 音順)

〔監修者〕

澤　　　明　ジョンズホプキンス大学医学校，公衆衛生大学校，
　　　　　　ジョンズホプキンス病院　教授

〔監訳者〕

成 田　　瑞　国立精神・神経医療研究センター　精神機能研究室　室長

〔翻訳協力者〕

加 藤 隆 弘　九州大学大学院医学研究院　精神病態医学　准教授

高柳陽一郎　四方会有沢橋病院　院長

田 中 徹 平　元ジョンズホプキンス大学　博士研究員

松 田 太 郎　大阪精神医療センター　地域連携・外来診療部　部長

横 井 優 磨　元ジョンズホプキンス大学　博士研究員

SYSTEMATIC PSYCHIATRIC EVALUATION
A Step-by-Step Guide to Applying The Perspectives of Psychiatry

by

Margaret S. Chisolm, Constantine G. Lyketsos

© 2020 **Johns Hopkins University Press**
published by arrangement with Johns Hopkins University Press,
Baltimore, Maryland, through Japan UNI Agency, Inc., Tokyo

は じ め に
── マクヒューとスラヴニーによる書評 ──

　教師にとってそうであるように，臨床家にとって，生徒が学んだことを活用し発展させていく様子を見るのは満足なものだ．Margaret S. Chisolm（メグ・チズム）氏と Constantine G. Lyketsos（コスタス・レケストス）氏が書いた本書を読んだとき，そんな気持ちになった．本書は私たちにこのような満足感を与えてくれた一方で，読者に何を与えてくれるだろうか？

　最も単純なレベルで考えると，本書はこれまでに実際にあった症例，つまり様々な問題を抱えた患者のストーリーが元となっている．患者は自分の問題を理解して何とかするために，精神科医に助けを求めている．症例は純粋にストーリーとして興味深かったり，問題点を示したりする以上に重要である．というのも現代の精神科医が専門家としての責任を果たすために，どのように行動し考えるべきかを教えてくれるからだ．

　これらの症例は全て，実臨床における 2 つのテーマを伝えている．1 つ目は，精神科医が患者の生活について情報収集し，苦痛を“内側”から「理解」することである．2 つ目は，精神疾患を構造的に「理解」し，ひいては目の前の症例を「理解」し，最適な治療にたどり着くことである．患者を「理解」し，「原因」を考え，合理的な処方をする．これが，ここで何度も繰り返し述べられている手順である．

　本書の著者らは，私たちが拙著「*The Perspectives of Psychiatry*」で述べた概念が実践でどのように使えるか示している．精神疾患を理解し，ひいては患者を助けるために，精神科医が伝統的に用いてきた方法である．しかし，なぜ今，本書が必要なのだろうか？それは現在のアメリカの精神医療に問題があるからである．

　私たちはこれまでもその問題を指摘してきた．「精神医学は成熟していない」「精神医学は行き詰まっている」といったことを言ってきた．つまり，いわゆる「DSM 精神医学」によって，精神科医は臨床診断が横一列のものと考えるようになり，症状の背後に何があるのか「考える」機会が減ってしまったということである．

　もともとは性質か原因か，といった議論を解決するために生まれたマニュアルが，かえって必要な刺激 ── 無知の知 ── を精神科医から奪ってしまったのである．精神障害の診断と統計マニュアル（DSM-Ⅲ/Ⅳ）によって，精神医療は思慮深い専門的な技術から，診断も治療も機械的なルーチンへと退化してしまった部分がある．往々にしてそれは工夫されたものでも，個別化されたものでも，挑戦的なものでも，進歩的なものでもない．

現在の精神医学には，これらを変革する要素はほとんど見られない．DSM を第 5 版にアップデートしている人の中で，画一的なラベリング思考が先行することを私たちは危惧している．つまり「明らかにする」ことよりも「行う」ことに重きを置き，診断を単なる道具として見ているかもしれない．画一的な診断に性質や原因を従属させるやり方が 30 年以上にわたりこの分野を支配しており，精神医学の持つ力を抑制してきたと私たちは考えている．

　DSM 的な考えに偏った精神科医はある意味では，「患者の知られざる真実を知っているのだ」とうそぶく精神分析家のようには浮かれてはいないかもしれない．しかし一方で，DSM による画一的な診断以上に踏み込むことはなく，そこで満足してしまう．「診断基準は満たしています」と言って，それ以上の議論ができなくなったりもする．

　このような表層的満足は，一般的な医学の目指すところではなかった．歴史的に見て，医師たちは病気を「理解」すること（ウィリアム・ジェームズが言うところの knowing *of* them から，もっともっと本質的な「理解」をする knowing *about* them に到ること）に貪欲であった．こうして医師たちは，発熱，浮腫，麻痺などの知識（knowledge *of* them）から，感染症への人体の反応，心不全の浮腫，脳の梗塞などを「理解」する（knowledge *about* them）ように進化してきた．

　病気に単に名前をつけるだけだった時代から，なぜ病気が生じるのかを概念化できるようになった現代に到るまで，医学と生物学は連携しゆっくりとしかし着実に進歩してきた．その結果，今日では医学と生物学の両分野は「生命科学」として包括されている．ハーベー，シデナム，パスツール，コッホといった歴史上の人物たちはこの進歩の道を切り開いたパイオニアであり，私たち全員がその恩恵を受けている．

　精神医学における知識は常に患者情報から——つまり患者を診た経験からのみ——得られ，成熟し，それに紐づけることができる．では問いたい．患者の生活を理解する能力が欠けている精神科医がいたとして，単に DSM ベースの病気の例を知ること（knowledge *of* them）から，何が「原因」でどのように病気になっているのかを「理解」する境地（knowledge *about* them）に到ることが果たしてできるだろうか．

　精神医学が成熟するためには，多くの精神科医が思考を変える必要があるのではないか．精神疾患を新たに見直す必要があるのではないか．つまり病気をわかりやすい症状と徴候の集合体ではなく，患者の生活の中で複雑に絡み合うもの——特定の疾患，気質，動機づけ，生活する中で遭遇したもの——の生物心理社会的プロセスの表れとして「理解」する必要がある．精神科医は患者とどのように話し，どの

ように観察し，また自分自身の意見をどのように評価するか，変えていく必要がある．

　拙著「*The Perspectives of Psychiatry*」には，精神科医に対する新しい理論ではなく，むしろ昔から存在しており現代において再び強調されるべき考えを書いた．つまり，精神科医は病気の名前を知る（know *of* them）だけではなく，本質的に「理解」する（know *about* them）べきである．*The Perspectives of Psychiatry* は，現在の精神医学が目指すべき姿を示しているが，読者は臨床現場でそれをどのように実践していくべきか知りたかったようだ．実際問題，どのように診断し，治療計画を立てていくのか？本書 *Systematic Psychiatric Evaluation* の症例はまさにそれを示してくれた．

　本書では疾患，特質，行動，生活史という 4 つの観点を用いて，いかに患者のケアを豊かにし，いかに知識を臨床現場で活用していくかが書かれている．教師としての満足感以上に，このような素晴らしい本を書いてくれた著者のチズム，レケストス両氏に感謝している．

ポール・R・マクヒュー MD，フィリップ・R・スラヴニー MD

序 文
── 原著者まえがき ──

この本は，私たちが 20 年以上にわたり企画してきたものである．マクヒュー先生とスラヴニー先生が *The Perspectives of Psychiatry* で提示した体系的なアプローチを臨床で実践するうちにこれは促された．4 つの観点によるアプローチの力を何度も何度も臨床現場で経験してきた．そしてその理論的な根拠は生徒（すなわち，精神科を含めたレジデント医師，医学生など）にとってもわかりやすく歓迎された．一方で私たちも生徒にも，より消化しやすく，使いやすい形式を望んでいた．*Systematic Psychiatric Evaluation* は，*The Perspectives of Psychiatry* の詳しい内容を，初学者にとって使いやすい「レシピ」に凝縮する試みである．

Systematic Psychiatric Evaluation について

本書は 2 部構成である．第 1 部には主要な概念を書いた．このようにして *The Perspectives of Psychiatry* における体系的な患者理解のためのアプローチを紹介した．チャプター 1 では，方法論の紹介とレビューをする．チャプター 2 では，症例を用いて，4 つの観点それぞれの礎となる主な考え方を明らかにする．

第 2 部は症例集（原著では CASE 1〜9）で，4 つの観点のアプローチが実臨床でどのように使えるかを書いた．まず各 CASE をプレゼンテーションし，次にそれぞれの視点から体系的に症例検討し，最後に治療計画という流れである．この臨床現場と同じわかりやすい流れに沿って，臨床家がアプローチを学び，遭遇した症例を完全にパーソナライズできるようになることを望む．

症例について

PART 1 チャプター 2 を除く症例は，私たちが実際に治療してきた患者や，ジョンズ・ホプキンス大学で治療された患者が元となっている（私たちは児童精神科医ではなく，本書も成人の症例で構成されているが，本書のアプローチは児童思春期の患者を評価するときも使用できる．児童思春期の問題に対して 4 つの観点をどのように適用するかは別の本で執筆を予定している）．患者や家族の特定を防ぐため，複数の患者から病歴を合成した症例を作成した．また偽名を使用し，性別，職業，場所などを変更することで，患者を特定できるような情報は全て削除した．しかし，各症例の本質的な臨床的特徴はそのまま残しており実際のものである．考え方をわかりやすく示すために図を使い，各 CASE の終わりにまとめと要約を載せてある．

チャプター 1 では，精神科的評価や体系的な 4 つの観点によるアプローチを詳し

く論じる．チャプター 2 では，このアプローチを適用するために必要な精神科的評価のエッセンスを述べる．各 CASE では，PART 1 チャプター 2 の症例といくつか異なる点がある．まず，各 CASE は実際に私たちが診察した患者が元となっている．次に，読みやすさを考慮し短い対話形式としている（よって実際に話した内容と一字一句同じという訳ではない）．本書を読み終える頃には紹介したアプローチを深く理解していることを期待する．付録 A には，ジョンズ・ホプキンス大学で使用されている精神科評価の表で，面接バージョンを載せている．付録 B にはベッドサイドバージョンと，使い方の議論を載せている．

はじめに
── 監修者より ──

　医療の現場において，認知，感情などの変化として現れることが多い精神症状は，どの専門領域（例えば，外科，内科，耳鼻咽喉科，皮膚科など）の患者さんにも認められるものであり，全ての医師，医療関係者にとってその評価と対応は大事な問題である．原著「Systematic Psychiatric Evaluation」は，私のジョンズホプキンス大学医学部附属病院の同僚である Margaret S. Chisolm（マーガレット（メグ）・チズム）氏と Constantine G. Lyketsos（コスタス・レケストス）氏によって書かれた，医療の現場でどのように患者さんの精神症状を体系的に評価していけばいいかをまとめた，簡単で使いやすい実地に即した本である．

　この本の原著サブタイトルは，"A step-by-Step guide to applying the Perspectives of Psychiatry"であり，ジョンズホプキンス大学精神医学部門で過去40年にわたって精神症状の診療，評価，対応の考え方の基本となってきた「Perspectives of Psychiatry」をいかに具体的に適用していくかということが，この本のポイントである．「Perspectives of Psychiatry」は，チズム，レケストスが精神科医として修練を積んだ際の師である Paul McHugh（ポール・マクヒュー）氏，Phillip Slavney（フィリップ・スラヴニー）氏によってまとめられた考え方で，2019年には監修者らによって，このマクヒュー・スラヴニーの書籍はすでに日本語訳が出版されている（『マクヒュー／スラヴニー　現代精神医学』みすず書房，2019年）．その詳細については，「読者への手引き」をご参照いただければ幸いだが，精神症状を示す患者さんを全人的に多角的に見ることで，最良の診療，評価，対応を目指すというものだ．世によく「バイオサイコソーシャル」と呼ばれるものとの決定的な違いは，多角的な視点の活用を行う際にそれぞれの視点の力点の置き方を各個人レベルで柔軟に対応させることにある．すなわち古典的な「バイオサイコソーシャル」を現代医学の基本である「プレシジョンメディスン」のレベルに，転換，進化させたものであるともいえる．

　この本の原著者のチズム，レケストス両氏は，「Perspectives of Psychiatry」の考え方としての重要性を受けとめた上で，これをもう少し実地に即した形で，精神科領域の専門家のみならず全ての医師，医療関係者に広く理解していただき使っていっていただくにはどうすればいいか，を真剣に考えておられた．その考え方がいかに実地で生かされていくのかを，具体的な症例に対するその適用を体系的に示すことで進められ，その努力はジョンズホプキンス大学の医学部教育，レジデント教

育で大きな成果を収めた．これらの成功をまとめたものが原著である．マクヒュー・スラヴニーの「Perspectives of Psychiatry」の日本語訳『現代精神医学』が出た後に聞かれた読者の意見として，その考え方がいかに実地で生かされていくのかを具体的な症例を通して勉強できるならさらに素晴らしい，というものであった．それが本書の日本語訳に至った理由である．

このゴールを達成するために，ジョンズホプキンス大学に留学中の日本出身の精神科医の先生方が大いなる力を発揮してくださった．2015年ごろには最初の原稿がほぼ仕上ったが，この原著の親本の出版を待つこととなった（上記のように親本は2019年に出た）．その頃に勃発したパンデミックにより遅滞が生じたが，その頃にジョンズホプキンスの公衆衛生大学校の学位取得に来ていた成田瑞先生の努力により最初の原稿が整理され，時を同じくして本書で中心的な役割を果たしてくださることになった中外医学社の桂彰吾さんとの出会いがあり，この本の出版への最終的道筋がついた．

監修者としては，まずそれぞれの翻訳者に感謝の意を述べたい．彼らは精神科医として，「Perspectives of Psychiatry」の考え方の意義を理解しつつ，しかしその考え方がいかに実地で生かされていくのかを具体的な症例を通して示すことの重要性を理解し，熱心に翻訳にあたってくれ，語彙の整理などチームワークも豊かだった．そして私の仕事とは，彼らの情熱が，原著者（私の長年の同僚であるチズム，レケストス両教授）の意向を正しく反映するものであるように最終調整することだった．最初にこれにとりかかってから約10年の日々が経っている．良いものの価値は時を問わないし，「プレシジョンメディスン」の重要性がより認識されている2024年こそ，出版にはベストの時ではないかとも感じている．多くの方々にとって，有用で楽しい本であることを願っている．

澤　　明

PART I　アプローチの背後にある発想 ………… 9

読者への手引き

▶ この本の背景，邦訳に至った経緯

　まず，この本の原著の背景，そして邦訳に至った経緯からご説明したい．

　ジョンズホプキンス大学医学校ならびに附属病院は，1990年代から20数年にわたって常に全米第一位の評価を維持し，最近の時代変動の中で継続的第一位という立場はより相対的なものになりつつあるものの，その名前を聞かれたことのある読者も多いのではないかと想定する．このジョンズホプキンスにおいて，1980-90年代に臨床精神医学部門，病院精神科の主任教授を務めたポール・マクヒュー，同科の臨床研修教育担当長だったフィリップ・スラヴニーは，精神疾患をどのように把握し，考えるかを説明した教科書として「The Perspectives of Psychiatry」を出版した．この本は2019年にみすず書房から『現代精神医学』（後述）として邦訳され出版されている．

　「The Perspectives of Psychiatry」は，ジョンズホプキンス大学医学部，附属病院における臨床精神医学の考え方の基本，骨格の1つをなすものとして現在も大事にされているが，医学生もしくは若手の医師から，その考え方を実地例に適応して説明するものがあればさらにわかりやすい，とコメントされることが多かった．そこで，マクヒュー，スラヴニーのもとで臨床精神医学を学んだ，マーガレット（メグ）・チズムとコスタス・レケストスは，その考え方を実際の症例に対してどのように適用するかを具体的に示した本を記した．すなわち，親本となる「The Perspectives of Psychiatry」と一緒に読むことが理想的ながらも，親本の本質的な考え方とその適用が学べるような本「Systematic Psychiatric Evaluation」を著した．本書はこのチズムとレケストスの本を邦訳したものである．

　筆者（本書監修者）は，東京大学医学部附属病院にて松下正明教授のもとで臨床精神医学の基礎を学んだ．一方，比較的キャリアの早い時期からジョンズホプキンスに移籍し，そこで臨床精神医学，精神医学研究の両方を学んだことから，マクヒュー，スラヴニーも私にとって尊敬する先生方であり，チズムとレケストスは日本で言えば上級医と研修医のような年齢関係にある私の先輩医師である．それゆえ，私はある程度の距離感を持った客観性を維持しながらも，「The Perspectives of Psychiatry」の価値を実体験している立場にあると思っている．さらには，私の恩師である松下先生は「The Perspectives of Psychiatry」の考え方を日本に広めることの重要性をつねづね私にご指導くださり，それが親本の翻訳につながり，さらにはこの本の邦訳へとつながった．

昨今の医学生の方々，若手精神科医，医師，医療関係者の諸氏には，「Diagnostic and Statistical Manual of Mental Disorders（DSM）」というマニュアルを前提に精神医学の専門的知識を詰め込むことが，まず期待されているのかもしれない．しかし，このあとで述べるように，それだけでは大いに不十分な点が残ることも多くの方々は感じておられるに違いない．このようなフラストレーションに対して「The Perspectives of Psychiatry」や，その邦訳『現代精神医学』は良き解決法を与えてくれる書籍である．したがって，これらの親本にある考え方の実地応用の仕方について多くの読者が興味を持ってくださるに違いないと考えた．そうした諸氏に「Systematic Psychiatric Evaluation」の邦訳をお届けしたい，というのが本書『システマティック臨床精神医学』に至った経緯である．

▶「The Perspectives of Psychiatry」の考え方とは？：DSM との関係

　症例を中心とした本書の意義を皆さんによく理解していただくには，「The Perspectives of Psychiatry」の考え方とは何であるかについてまずご説明するのが良いと思われる．

　「Diagnostic and Statistical Manual of Mental Disorders（DSM）」は，実地臨床が能率的に進むように，すなわちある症例に対して複数の医師が同じ診断名に速やかに至るためのマニュアルである．あたかもこれが精神医学のゴールドスタンダードのように語られることもある．しかし，このマニュアルの絶対的欠点は，たとえ臨床表出からは同じ診断名がついた患者群に対しても，その群の医学的，生物学的均一性は保証されるものではないことにある（英語では「validity」の不足として記述される）．さらには，患者さんに対して診断名をつけることは必ずしもその患者の問題点の本質を「理解」することでないにも関わらず，それで診療が表層的に閉じてしまうリスクを生むことなどを含む．実用的メリットだけを考えたマニュアルは，精神医学全体の枠組みへの理解を失わせる傾向にもある．すなわち DSM とは，患者の臨床的表出にのみ基づいて診断を「割り振る」，もしくはそれぞれの患者に診断という「ラベル」をつけるという，カテゴリカルなチェックリストである．それらの表層性，問題点を非常に批判的に取り上げたうえで，それらを克服するための「考え方」を記したのが「The Perspectives of Psychiatry」であった．精神医学は単なる疾患のカタログ，用語集だけをもつこと（すなわち DSM をもつこと）だけで満足すべきでなく，科学的な考察を試み，病気，障害の成因まで立ち戻って病気・障害を分類していくべき，との主張である．

　「The Perspectives of Psychiatry」の邦訳（『マクヒュー / スラヴニー　現代精神医学』みすず書房，2019 年）が出た際に，多くの先生方からいただいた書評の内

JCOPY 498-22960

容は，本書『システマティック臨床精神医学：4つの多元的観点による治療体系化』のさらなる理解につながると思われるので，少しご紹介したい．たとえば京都大学精神科神経科の村井俊哉教授は「Perspectives」の意義として，「DSM という操作的診断基準によってわかりにくくなった精神医学の概念的構造をはっきり目に見えるように」するものだと記された．さらには，DSM 時代の「専門職試験の対策などで丸暗記を余儀なくされた大量の知識の中には，どうしてもお互いに矛盾しているところがいくつもあったはずである．そうした疑問に対して，みなさんが手にしている試験対策のテキストはおそらくは答えてくれないだろうが，本書（Perspectives）の中にその答えは見つかるかもしれない」という書き方をしてくださった．

　より具体的には，「The Perspectives of Psychiatry」は精神疾患を多元的観点，説明原理で「理解」していくことを提唱する．すなわち，疾患の観点，特質の観点，行動の観点，生活史の観点である．これらの4つの観点，歴史的に精神疾患の理解のために提唱されてきたさまざまな学派（精神分析，生物学，行動学など）の考え方を相克として捉えるのでなく，システマティックに組み合わせることで総合的な理解に役立てるためにある．相克し合う学派間の問題を解決するために多数の視点をもつといえば，George Engel による生物心理社会モデルを思い出される方もいるかもしれない．しかし「The Perspectives of Psychiatry」はそれとも異なった立場，すなわち「多元主義」をもつ．生物心理社会モデルは，さまざまな方法を無自覚に混在させ盲目的に組み合わせて用いる傾向にあり，それゆえ折衷主義と呼ばれる．これに対比して多元主義は，多数の方法論の必要性を認めた上で，個別の問題を考察する際に多数の方法論の中からもっとも優れたものを強調しながらそれらの方法論を組み合わせていく，という能動的，意図的なプロセスである．この意味合いは，各症例を読んでいただく時，読者にとって明らかになるだろう．4つの観点から考えるという作業をどの症例に対してもシステマティックに行いながらも，どの観点をより強調するのがそれぞれの症例にとって最も良いのかを，能動的に考えていくプロセスが大事にされているのだ．

　上記のように，「The Perspectives of Psychiatry」の邦訳である『現代精神医学』出版の際にいただいた書評の内容は，この考え方のさらなる理解に役立つので，そのリンクもぜひご参照いただきたい．

<https://www.psychiatry.fim.med.kyoto-u.ac.jp/publications/perspectives>

▶ 本書『システマティック臨床精神医学』の目的

　まず，『システマティック臨床精神医学』とタイトルにあるように，精神医学の概念的構造をはっきり目に見えるようにした「Perspectives」の見地にたった精神医

学をお伝えするのが本書の目的である．そして「4つの多元的観点による治療体系化」とサブタイトルにあるように，上記疾患の観点，特質の観点，行動の観点，生活史の観点からの各症例の検討をご紹介しながら，単に各症例に診断名というラベルをつけるのでなく，それぞれの患者を深く正しく「理解」していくプロセスをお伝えしていく．良き精神科診療とは，カテゴリカルなチェックリストを用いて，それぞれの患者に診断を「割り振る」，もしくはそれぞれの患者に診断という「ラベル」をつけるというプロセスではないのだ．

　この考え方の本質において著者たちは，あらかじめ決められた学説，ものの見方に合わせるように患者の状態像を理解しようとする姿勢に対しても批判的である．むしろ，カール・ヤスパースが提唱したように，一例一例に丁寧にバイアスのない目で向き合い理解していく臨床的態度を奨励している．まとめるに，本書の目的は，DSMに従って診断名をつけたものの，各症例について本当の「理解」をするにはどうしたらいいのだろう，とお感じになった際のガイドを提供したいというものである．

▶ 本書「システマティック臨床精神医学」の内容について
　では，この本の構成と内容について具体的にふれていきたい．

　まず2つのチャプター（序論，精神科的評価）において，「The Perspectives of Psychiatry」の考え方が簡潔に紹介され，そこでの4つの観点を組み込んだ，ステップを丁寧に1つずつ踏んでいくシステマティックな患者評価プロセスについてご紹介する．ステップの説明は以下に示すが，ステップ1はどのCASEに対しても共通のものなので，CASE 1においてのみ詳細が紹介される，すなわち，他の症例においてもショートカットなくそのステップは必須であることをお忘れないようにしていただきたい．原著では9 CASEが紹介されていたが，日本の社会的事情と大きく異なる症例だけは翻訳時に割愛し，本書では8 CASEをご紹介する．

■ ステップの説明
　7つのステップを1つ1つ段階的にふむ精神科的評価が提唱されており，各症例に対してこの中の1つもショートカットしないシステマティックな患者評価プロセスが期待されている．

　ステップ1は，患者－医師の信頼関係の確立である．社会そして個々の患者は精神医学，精神科診療に対して，それが通常の医学診療（たとえば，高血圧や喘息に対する診療）と何か違うものがあるのではないか，という誤解を持ちがちである．この誤解をといたうえで良き信頼関係を最初に確立するために，精神科診療での医師

JCOPY 498-22960

の役割や精神科的評価とは何であるかをまず患者に伝えることがこのステップの重要なゴールだ．CASE 1 のステップ 1 を見ていただければ，具体例を通して理解いただけると思う．本書にてステップ 1 は「役割の導入」として訳されているが，患者の役割を含めた，患者–医師の信頼関係，協力関係あっての精神医療という考え方に立脚した役割の導入である．

　ステップ 2 は病歴，生活史歴の聴取，ステップ 3 は精神科現症の聴取である．精神疾患とは幼少時からのライフコースの生物学的，心理学的，社会学的な全ての側面の総和の結果として生じることがよく知られており，現病歴，現症だけでなく，丁寧な生活史歴の聴取が必須だ．これらにおいて，患者本人だけからでなく広く周囲から情報を集めることが大事ゆえ，特別にそれを強調したステップ 4 がおかれている．

　こうやってステップ 2, 3, 4 を通して情報が集まった時点で，「The Perspectives of Psychiatry」における 4 つの観点を 1 つずつ考慮していくことが大事であり，これがステップ 5 となる．上記に述べたように，受動的，盲目的に複数の観点をチェックリストのようにカバーする折衷主義でなく，本ステップはどの観点が患者の問題を正しく「理解」するうえで重きを置かれるかを 1 つ 1 つ丁寧に考える能動的なプロセスである．

　これら 5 つのプロセスを経てようやく医師は，患者–医師の協力関係の中で，患者が置かれている精神科的問題点とは何かということをまとめる段階にくる（ステップ 6）．これを本書は「定式化」と訳しているが，その本質は深い「理解」と丁寧な「説明」である．その上での治療計画（ステップ 7）である．

　これらを持ってはじめて，それぞれの患者に対してマニュアルに基づいた診断というラベルを貼り，そのラベルに対応した定型的診療をするのでなく，患者の本質的問題を患者–医師の協力関係の中で丁寧に「理解」したうえでの個別的診療が可能になるはずだ．そのためのステップを提供したいというのが原著並びに本書の意図である．

▶ 令和時代の日本での適用について

　令和時代の医学の基本的考え方になりつつある「プレシジョン・メディスン」は，多くの場合遺伝学的情報や生物学的科学的エビデンスをその基本に置くが，その本質的な目的は，古典的診断というラベルに対応した定型的診療の限界を超えた有効な個別的診療の実現である．そしてがんなどの疾患領域では，遺伝学的情報や生物学的科学的エビデンスが「プレシジョン・メディスン」の名のもと，よき個別的診療を今や実現しつつある．

精神医学においては，まだその背景にある遺伝学的情報や生物学的科学的エビデンスが完全には明らかにはなっていないものの，そうした研究は爆発的に進展しており，がん研究や他の疾患研究に追いつく日も遠くはないだろう．興味深いことに，最近爆発的に進展した遺伝学では，臨床表出を基礎としたDSMの枠組みを，遺伝的病気のリスクという見方からは必ずしも正しくないものとして科学的に示してきた．

　DSMの限界がさまざまな視点から指摘されるなかで，我々は過去10年に，精神障害の分類の一つのマイルストーンであるDSM，そして国際的な医学全般の診断基準をまとめるICDの改訂を経験した．しかしこれらの改訂は本質的な問題の克服には全く至っておらず，操作的診断基準は生物学的科学的エビデンスにおいては疑問を持たれたままの，臨床分類の用語集，カタログのレベルにとどまっている．

　では，精神医学における「プレシジョン・メディスン」とは何だろうか？筆者は以下の2つの努力が相補的に大切であると考えている．1つは科学的，生物学的エビデンスを徹底的に増やすことであり，このためには積極的な精神医学の科学的研究の発展，テコ入れが必須である．もう1つが，いみじくも本書の目的でもあるのだが，4つの観点を多元的に組み込んだステップを丁寧にふむシステマティックな患者評価プロセスを通して，現在できる範囲の最大限の個別的診療を行うことである．すなわち，本書がお伝えしたい精神科診療のアプローチは，まさしく令和の「プレシジョン・メディスン」のなかにある．

▶ 訳者たち

　最後に訳者の方々についてもご紹介したい．2010年ごろから当時国立精神・神経センターの理事長をされていた樋口輝彦先生とご一緒に，日本の精神科医が米国に留学する際に，日本の多くのフェローシップがサポートする実験室での研究経験というより，より臨床に近い場で多くの経験を積んでもらうような留学サポートシステムを作りたいとの考えのもとで体制を整備していた．これを直接活用されたり，間接的に活用される形で複数の先生方が，ジョンズホプキンス大学医学校や公衆衛生学校にて精神医学の分野をカバーするいくつかの講座に複数年滞在され，学究に携わられた．講座主任の一人として私自身も直接何名かを受け入れたし，関連講座に所属した先生方とも密接に連絡を取り，彼らの指導のお手伝いをした．こうした先生方が最初の初稿を作ってくださった．彼らが日本に帰国したのちそれらの原稿をどのようにまとめるかで少しのラグがあいたが，ジョンズホプキンス公衆衛生学校の修士課程に留学され，その後ポストドクトラルフェローとして私の講座に在籍された成田瑞先生がこれらの原稿を再整理してくださり，ぐっと前に進んだ．その

際にコロナパンデミックが勃発し，中外医学社との共同作業が遅滞しそうになった
こともあったが，これをしっかり支えてくれたのは編集人の桂彰吾氏である．

　本書の特徴として，すべての訳者がジョンズホプキンス大学で学究に励んだこと
のある精神科医であり，本書の考え方と翻訳の意義に対する共通の理解とチームワ
ークの高さがあげられると思う．ジョンズホプキンス大学にて精神医学分野に関わ
る講座は多岐にわたり，その教員数は 300 名程度（非常勤をのぞく）であるため，
多くの考え方が内部に存在することも事実だ．船頭の多いグループであり，現在は
誰一人として絶対的リーダーシップを持つものはいない．そうした中にあっても，
「The Perspectives of Psychiatry」は多くのリーダーたちが共通の言語を求める際
に拠り所になるものであるし，本書『システマティック臨床精神医学』の原著は医
学生，若手医師にとって有用なものであるという点ではコンセンサスがある．ぜひ，
本書を手に取っていただき，有用に活用していただきたい．さらにはこの親本も邦
訳『現代精神医学』があるので，それにも手を伸ばしていただき，ジョンズホプキ
ンス大学の臨床精神医学の考え方をぜひ，皆様にとって有用なものとして考えてい
ただけるなら，訳者一同を代表して大変嬉しいことである．

　花咲きみだれ始めた米国ボルチモア郊外にて
　2024 年 3 月

澤　　明

PART I

アプローチの背後にある発想

CHAPTER 1
序論

　２匹の若い魚が一緒に泳いでいたところ，反対の方から泳いできた年寄りの魚に出会った．年寄りの魚は「やあ，おはよう．水の加減はどうだい？」と挨拶をした．若い２匹の魚は少しの間そのまま泳いでいたが，そのうち１匹がもう１匹を見てたずねた．「水って一体何のことだい？」

　　　　　　　　　　　　——David Foster Wallace「This is Water」[1] より

　私たちは心の中で，常に一連の考え，感情，行動を産み出し続けている．Wallace の若い魚のように，私たちの精神世界もまた，しばしば意識と無意識のはざまに置かれていることがある．そして心が不調をきたすと，その問題は認識しづらくなる．たいていは精神状態がある程度深刻になり，医師にかかってはじめて認識される（そして多くの場合その医師はプライマリケア医であり精神科医ではない）[2, 3]．

　精神科医は思考，感情，行動に異常をきたした患者を評価し，治療する専門家である．アメリカ精神医学会（American Psychiatric Association）による精神疾患の診断・統計マニュアル（Diagnostic and Statistical Manual of Mental Disorders, DSM の第 3 – 4 版）や George Engel による生物心理社会モデル[4] は，現在の精神医学で障害に対するアプローチの原則となるものである．DSM による精神状態のカテゴリーは患者の徴候と症状に基づいており，それによって研究者は類似した症状の患者群を研究できるようになり，予後と治療は進歩した．また DSM によってあらゆる臨床家（精神科医，非精神科医の両方）が患者の症状を記述し，観察されたことに基づいて診断を「割り振る」ための共通言語がもたらされた．生物心理社会モデルによって，多面的で複雑な側面——亜原子粒子から生物圏まで——について臨床家は再認識する 図1．精神医学における，診断に関連した素材のリストが得られるのである．

　ポール・マクヒューとフィリップ・スラブニーは，DSM と生物心理社会モデルを超えて，精神症状を呈する患者を理解するための厳密かつシステマティックなフレームワークを新たに提唱した．彼らの著書，The Perspectives of Psychiatry[5] は４つの観点——疾病，特質，行動，生活史——を提示している．これは患者が呈する

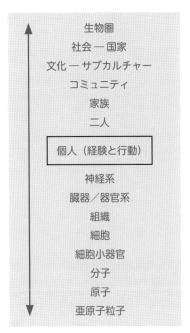

生物圏
社会 — 国家
文化 — サブカルチャー
コミュニティ
家族
二人

個人（経験と行動）

神経系
臓器／器官系
組織
細胞
細胞小器官
分子
原子
亜原子粒子

図1 Engel による自然システムの階層構造

精神状態の性質と原因に基づいた，実践的なアプローチの基本となるものである．The Perspectives of Psychiatry は生物心理社会モデルの基本的な要素を，患者ケアに向けて系統的に再構築したものである．本書は4つの観点のフレームワークにおける，各ステップの詳細な流れを初めて示したものである．

　本書の骨子となるのは CASE（症例）提示とディスカッションだが，4つの観点からのアプローチの基本──系統的かつシステマティックな精神科的アセスメントと，4つの観点の基本的な概念のまとめ──はここで紹介する．これらの概念全てを完全に理解したい読者は，The Perspectives of Psychiatry [5] を参照されたい．

　4つの観点からのアプローチの基本的な考えは，1つの方法論では全ての精神状態を説明しきれないということである．4つの観点では，臨床家は全ての精神科患者を4つの視点──様々な精神状態を理解するユニークな方法──から考察するよう提案している．これを完全に理解して初めて，臨床家は本当の意味で各 CASE を定式化し治療計画を立てられるのである．そもそも精神状態は患者によって異なるので，各々の CASE をこのようなアプローチで考察する必要がある．身体症状は常に疾病として理解されるが（即ち，身体的病因から病理が形成され，それによって臨床症候群が生まれる），精神状態を同じように理解することはできない．というのは，

精神状態はその原因が多種多様でありうるからである。いくつかの精神状態，例えば認知症は「壊れた（不具合の）部分」により形成されるが，悲嘆，喪失感，社会病質，窃視などは別の原因があるように考えられる。このように，1つの身体症状の原因を突き止めるために用いられる方法（疾患による理由づけ）は，精神症状を呈する患者にはせいぜい部分的にしか有用でない。精神症状を呈する患者の臨床像と完全に捉えるために，私たちにはもっと多くのアプローチが必要である。研究者が今日も多くの精神疾患の原因を突き止めようと試みている一方で，4つの観点からのアプローチは臨床家が患者を診断・治療するための現実的なツールを提供するものである。このアプローチを全ての患者に用いることで，臨床家は患者を人間としてより良く理解することができ，臨床像を良く捉えることができ，そして治療は効果的になる。このアプローチは様々な臨床場面で応用できるものである。

The Perspectives of Psychiatry の目的は精神医学領域を理解する論理的な方法として，4つの観点からの考え方を紹介することである。各世代の医学生や精神科医に，精神医学を教える上での基本がまとまっている。The Perspectives of Psychiatry と本書では，精神状態の鑑別と分類（分類学）についてはあまりこだわらず，むしろ臨床家がいかに患者の臨床像を捉えられるかに重きを置いている。これらの方法を用いて，読者はより正確な診断，良い予後予測，良い治療を学び，ひいてはより良い臨床家になれる。

系統的かつシステマティックな精神科的評価は4つの観点からのアプローチにおける最初のステップであり，それに続く他のステップの基本となるものである。この種の評価は1時間以上かかることもあり，実際に入院・通院患者で行うときは複数回の面接が必要かもしれない。しかし，4つの観点からのアプローチを正しく実践するには，臨床家は時間を惜しまず患者を注意深く評価しなければならない。このように患者の状態をより深く理解することで，より効果的で適切な治療計画を立てられるようになる。

マクヒューとスラブニーは，思考，感情，行動に不調をきたした患者を考察するときに用いる4つの方法を紹介するのに，視覚的例え（患者を異なった視点あるいは観点から観察すること）を用いた。そこで書かれているのは，疾患，特質，行動，生活史の観点である。本章ではこれ以降，これらの4つの観点の中心的な概念を解説する。4つの観点を用いて CASE を実際に理解し治療計画を立てる手順は，後の症例提示で解説する。

▶疾患の観点

疾患の観点は全ての臨床家にとって馴染みのある論理に基づいている。つまり，

疾患による理由づけである．身体医学分野と同様に，精神医学でも疾患の観点では，病像は特定の経過をたどる徴候と症状のパターン，つまり臨床症候群で形成される．疾患による理由づけでは，この目に見える症候群が，1つまたは複数の病因から形成された病理（壊れた部分）により生まれると考える．例えば，ある患者が発熱を伴う倦怠感を呈したとする．これに咳，胸痛，息切れ，喀痰が伴っていたら，これらの症候群は感染症，新生物，自己免疫などから形成される肺の病理によって生まれたと考えられる．同様に，精神状態が臨床症候群として現れていれば，病因が分かっていようがいまいが，脳の病理によるものと考えることができる．よって，疾患の観点の鍵となる特徴は，臨床症候群，病理，病因である．

臨床症候群 ──────→ 病理学的過程 ──────→ 病因

疾患の観点を最も理解しやすい精神状態は認知症（せん妄を伴わない全般的な認知機能の低下）であり，通常は様々な病因（高齢者ではアルツハイマー病が，若年者では頭部外傷が原因として最も多い）によって脳組織が失われることが原因である．要するに，疾病とは患者が「持っている」ものなのである．疾患の原因となっているのは，脳を障害し，日常生活に支障をきたすほど患者の思考，感情，行動に影響を及ぼす病理学的過程なのである．もしこれらの3要素が解明されれば，病因，病理，臨床症候群の因果関係に基づいた精神科治療が可能だろう．

▶特質の観点

パーソナリティは永続的な認知機能と気質によって形成される．特質の観点では，特定の状況で苦しみを抱き易いようなパーソナリティから，精神症状が生じているか考慮する．例えば，知能指数で表されることが多い認知機能の特質は，人生の早期に発達し，成人早期までに永続的なレベルで安定する．そして成人以降，わずかに低下が生じ，晩年になると低下が加速する（認知症を伴わないこともある）．一方で，気質の特質は典型的には5つあるのだが，成人早期までに固定しその後の人生を通じて変わらないものである[6]．これら5つの気質の特質（神経症傾向，外向性，開放性，調和性，勤勉性）の変わりにくさは，これまでにもパーソナリティ分類[6]，メタ解析[7]，言語モデル[8]などで示されている．もし知性と気質の特質がうまく合わされば人生の成功につながり得る（いわゆる天賦の才である）．例えば，知能は教育達成度，職業の重要な予測因子である[9, 10]．同時に，これらの特質次第では苦しみが生まれることもある．例えば平均よりもやや低い知能の人が，高い教育・職業水準の両親と兄弟姉妹がいる家庭で育つと，本人の能力を超えた水準を期待され，

度を超えたプレッシャーにより苦しみや不適応を起こすこともある．あるいは，恥ずかしがりで内向的でなければキャリアがうまくいくような人でも，チームを統率したり，部下の面倒をみたり，あるいは部下を鼓舞せねばならないような立場に立たされると，精神的に不安定になるかもしれない．いずれも，知性と気質に合った環境ではうまくやっていけるが，合っていない環境では精神症状を生じてしまう例である．

ある特質（知性であれ気質であれ）が極端な位置にある人は，様々な状況で苦しみを生じ，結果として慢性的かつ広範的な不適応行動を呈することがある．例えば知能は極めて低くても気質に偏りがない人が，仕事で感情を制御できず繰り返し失職していると，安定した雇用を維持できず苦しみを抱くかもしれない．DSM に従うと，極端な気質特質の患者だけがパーソナリティ障害を有することになる．これらの患者にとっては，その極端な気質こそが治療を求める理由である．加えて，特質の特徴は DSM の診断基準でパーソナリティ障害がない人でも，さまざまな精神症状に影響を及ぼす．患者の特質の特徴を理解することは，臨床家が精神療法を行うときに助けになる．

特質の観点の鍵となる概念は，潜在因子（関連する特質のどこに位置するか），誘発因子（その人が適応しづらい特定の環境），そして反応（不適応の結果生じる感情や行動）である．

潜在因子	→	誘発因子	→	反応
（パーソナリティ）		（生活環境）		（神経症的症状）

この観点では，精神症状はその人たること（知性や気質）と環境（状況）との不一致により生じる．治療は第一に患者が自身について認識し受け入れることを手助けする（状況に応じて心理検査も行う）．たいていは偏奇した認知（知性）と気質の特質を大きく変えられないので，患者が苦しみを生じる環境に気づき，予期し，管理し，そして回避することで自身に適合できるよう手助けする．

▶ 行動の観点

行動の観点では患者が何をするかに焦点を当て，行動を形成する古典的条件付けとオペラント条件付けを考慮する．人の行動は，昨日したこと（習慣）とそれに伴う報酬と罰から影響を受ける．このような賞罰は，内的，外的，あるいはその両方があり，生来の欲求と獲得された欲求につながる．この観点では，行動が焦点である．行動は，以前の欲求を形成する経験（報酬，罰，条件刺激）に基づいた学習によって選択される．この観点が特定の患者に関連するか検討することは，本質的に

は患者の状態を選択，学習，報酬，罰，条件刺激，欲求，他の力によって説明できるかを考察することである．

行動の観点は，自殺や殺人といった，極端な行動を説明するのにも用いられる．しかし，通常は生来の目的行動（食行動，飲水，性行動）や獲得された目的行動（薬物使用，賭博）の異常などの，繰り返される不適応行動を説明するのに用いられる．生来の行動は，ヒトの強い欲求（食，水分，性への渇望），飽満（欲求が満たされた後），潜在（食，水分，性への欲求が減弱している間）の，一連のサイクルにより統制されている．このサイクルが生来の行動を調整する基本的な仕組みである．生来のあるいは獲得された行動に何度も没頭し，他の行動を排除するようになると，正常な生理は「ハイジャック」されてしまう．このサイクルが続くと不適応行動はどんどん顕著になり，人間関係や社会的成功は二の次となり，孤立し，社会的に失敗を繰り返す．同時に，そのような行動を繰り返す結果，不適応行動を行わないようにする力は弱くなる．強い欲求を満たすための一連の繰り返す行動に囚われることで，行動障害が生まれる．行動の目的は，幼児への性的いたずらだったり（小児性愛），やせることだったり（神経症性食思不振症），物質の摂取（アルコール・薬物関連障害）だったりする．目的を達成する欲求は経験により持続的に強化され，一部は特定の報酬（多幸感）や罰の回避（薬物の離脱症状），条件刺激，あるいは単に「変わらないことの心地よさ」などに影響される．この観点では，正常な日常行動サイクルの土台は乗っ取られているため，不適応行動サイクルに陥ってしまう．患者によっては，行動障害があったとしても中枢神経は完全に正常であるかもしれない．よって，脳の「壊れた部分」が必ずしも問題の原因とは限らない．

行動の観点の鍵となる概念は選択（最初の選択およびその後の正常な選択ができなくなること），生理学的衝動（不適応行動への欲求が高まり，食・水分・睡眠に対する欲求と同じようになってしまうこと），条件づけ学習（条件づけ学習理論の法則に基づいた行動の強化）である．

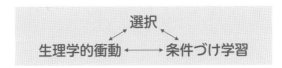

本質的に，行動とは「する」ものである．行動障害の治療では，その行動を止めるために条件づけ学習理論から導かれる法則を応用する．まず不適応行動を中断させるが，ここでは欲求が次第に消失するような十分な中断期間が必要である．次に，再燃を防止する段階では，その行動を招きかねない報酬，条件刺激，考えなどへの曝露をできる限り排除する系統的な作業が必要である（通常回復の初期段階では不

可欠である).

▶生活史の観点

　最後は生活史の観点である．この観点を用いるときは，患者が精神症状の原因を
より効果的に探索できるよう，臨床家は語りの論理を使う．人はみな，人生を必要，
欲求，目的，希望が詰まったものとして送っている．これら（必要，欲求，目的，希
望）が脅かされる状況になると，（その人とその状況によっては）苦しみや喪失感が
生まれる．喪失感とは様々な状況を克服できないと感じてしまう心の状態である[11]．
これは一時的かもしれないし持続的かもしれないが，たいていは精神症状とはならな
い．ほとんどの人は喪失感を人生のどこかで経験するが，たいていは克服できる
ものである．生活史の観点とは，臨床家に助けを求めてくる人たちの，希望，目標，
夢，人間関係が，ある状況により脅かされ喪失感から生まれた苦しみを読み解こう
とするものである．

　悲嘆は，生活史的推定が簡単に応用できる精神医学的現象である．悲嘆というの
は正常な反応であり，例えば親しい人との死に対する反応などである．たいていの
人は悲嘆を経験したことがあり，人生に及ぼす影響が理解できるだろう．親しい人
が死ぬと，感情の麻痺，否認や故人の追想の繰り返し，悲しみや啼泣などの結果に
なることは想像がつく．睡眠，食欲，日常の活動が影響を受けるかもしれない．時
間とともに，この状態はゆっくりと改善し心の奥底へ退いていく．特に，周囲のサ
ポートがあり日常生活を取り戻せると改善しやすい．気力は戻り，生活も元に戻る
が，何年も経ってから，故人の記憶が短い「湧出」のきっかけとなることもある．と
きに悲嘆に対処するために臨床家に助けを求めてくる人もいる．

　生活史の観点では，患者の精神症状（部分的にでも）が，喪失やその他の困難な
状況といった，ライフイベントに対する了解可能な心理的反応が元ではないかと考
える．起こってしまったストレスフルな出来事によって，患者の現在の感情や行動
を，意味を持って説明できるというのが本質である．ライフイベントは，患者の性
格と相互作用する．反応はたいていストレスの内容と重大さに比例し，通常は過去
の同じようなイベントへの反応に似ている．臨床家は人間として，患者の体験を自
分に重ねて考えても良いが，各個人の脆弱性によっては，同じような状況で異なっ
た反応をする人もいることに留意する．よって，生活史の観点では，遭遇したライ
フイベントによって精神症状が引き起こされたと，他者からも理解できる．生活史
の観点の3要素は，よくあるストーリーと同じように，場，順序，転帰である．

場───→順序───→転帰

　患者が何に遭遇し，それにどのような影響を受けたのか，臨床家は理解しなければならない．ライフイベントをより有用で意欲的な，かつ楽観的なストーリーに患者が解釈するよう手伝うことが治療である．このようにライフイベントをより健康的に解釈し，臨床家と患者が協力することで生まれるストーリーによって，患者は人生を前向きに進むことができる．既に患者が有している状況を，疾病として（統合失調症など）より良く理解することにもこの観点は使える．予後が良くない疾病でも，患者が自身の人生について別の見方があると認識できるようになる（書き換え，としても知られる）．

まとめ

　身体医学では症例は様々な原因で生じると考えるが（語呂合わせでは VITAMIN C と覚える：Vascular ＝血管性，Infectious ＝感染症，Toxic ＝中毒性，Auto-immune ＝自己免疫性，Metabolic ＝代謝性，Idiopathic ＝特発性，Neoplastic ＝新生物，Congenital ＝先天性），同様に精神医学でも，4 つの観点のアプローチを使うことで，患者が「has ＝持っている」のか，「is ＝である」のか，「does ＝する」のか，「encounters ＝遭遇する」のか（あるいはこれらの組み合わせなのか）を考察でき，これらは語呂合わせで HIDE と覚えられる．

Has ＝持っている
Is ＝である
Does ＝する
Encounters ＝遭遇する

　精神と行動の障害は無から生じるものではなく，常に患者の人生が関与している．これが理解できていれば，精神症状を単なる診断と捉えるのが不適切なのは明らかだろう．精神症状は人生から形成されるものである．4 つの観点のアプローチを患者に応用するにあたって，臨床家は DSM の診断基準を満たすかチェックリストを確認するだけでは不十分である．4 つの観点を用いて患者の困難となっている原因を理解し，確固たる定式化を行い，確実に効果のある治療を行うため，綿密かつシステマティックな精神科的評価を行う必要がある．これが全ての始まりであり，4 つの観点の基本である．これこそが私たちが目指す精神科的評価である．

要約

本章で述べた点を以下の図に要約した.

観点	図式	患者が…
疾患	臨床症候群 ↓ 病理学的過程 ↓ 病因	has ＝持っている
特質	潜在因子 ↓ 誘発因子 ↓ 反応	is ＝である
行動	選択 ↓ 生理学的衝動 ←→ 条件づけ学習	does ＝する
生活史	場 ↓ 順序 ↓ 転帰	encounters ＝遭遇する

【文献】

1. Wallace DF. This Is Water. New York: Little, Brown and Company, 2009.
2. Schurman RA, Kramer PD, Mitchell JB. The hidden mental health network: Treatment of mental illness by nonpsychiatrist physicians. Arch Gen Psychiatry. 42: 89-94, 1985.
3. Regier DA, Narrow WE, Rae DS, Manderscheid RW, Locke BZ, Goodwin FK. The de facto US mental and addictive disorders service system: Epidemiologic catchment area prospective 1-year prevalence rates of disorders and services. Arch Gen Psychiatry. 50: 85-94, 1993.
4. Engel GL. The clinical application of the biopsychosocial model. Am J Psychiatry. 13: 535-544, 1980.
5. McHugh PR, Slavney PR. The Perspectives of Psychiatry. Second ed. Baltimore: Johns Hopkins University Press, 1998.
6. Costa PT, Jr., Widiger TA, eds. Personality Disorders and the Five-Factor Model of Personality. Second ed. Washington, D.C.: American Psychological Association, 2002.
7. Digman JM. Five robust trait dimensions: Development, stability, and utility. J Pers. 57: 195-214, 1989.

JCOPY 498-22960

8. Goldberg LR. Some recent trends in personality assessment. J Pers Assess. 36: 547–560, 1972.

9. Hauser RM. Meritocracy, cognitive ability, and the sources of occupational success (CDE working paper no. 98–07). Madison: University of Wisconsin-Madison, Center of Demography and Ecology. 2002.

10. Neisser U, Boodoo G, Bouchard TJ, Boykin AW, Brody N, Ceci SJ. Intelligence: Knowns and unknowns. American Psychologist. 51: 77–101, 1996.

11. Frank JD, Frank JB. Persuasion and Healing. Third ed. Baltimore: Johns Hopkins University Press. 1991.

CHAPTER 2
精神科的評価

　精神疾患の多くは知覚によって認知できる徴候に基づいており，情報は感覚によって間接的に伝えられる．診察時には静的そして動的な機能を知るだけでなく，心の構成要素をよく理解して分析する必要がある．
　　　　　　——Bucknill and Tuke「Manual of Psychological Medicine」より

　本章では1つの症例を2つのバージョンで提示している．これは精神疾患をきちんと理解することではじめて精神科的評価が可能となり，またそれによって症例の定式化が可能になると示すためである．1つ目のバージョンは精神科病歴聴取に疾患の理解を目的とした典型的な方法を示しており，2つ目のバージョンは同じ症例を4つの観点に欠かせない，よりシステマティックな方法で示した．一方が他方より優れていると言いたいのではないが，臨床家が疾患をどのように考えるかで方法が変わり，患者の理解に影響を与え，さらに患者の転帰にまで影響を与えてしまうと示したい．

症例：バージョン1

情報提供者：Pさんと友人．Pさんはほとんどの間，意識清明にならなかった．
主訴：Pさんは長期のアルコール乱用歴がある40歳男性で，中毒のため友人と来院した．
現病歴：入院する前の週，Pさんは友人に会いにリッチモンド（バージニア州の州都）からニューヨークへ向かい，その途中ボルチモア（メリーランド州の都市）に立ち寄った．Pさんを連れて来た友人によると，入院する前の週，日常生活に変化はなかったという．ボルチモアでPさんはいつものようにいろいろな酒場に行っていたという．入院した日の夜，PさんはGunner's Tavernで飲んでいたが，支離滅裂で他の人の服を着用しており奇妙だった．常連客がこれに気づき，注意された友人がPさんを病院に連れて来た．Pさんは薬を内服しておらず，全身状態の評価では発熱，悪寒，痰を伴う咳嗽，悪心，嘔吐，頭痛，混乱，めまいが認められた．
身体科既往歴：明らかな薬物アレルギーはない．重度のアルコール使用とそれによ

JCOPY 498-22960

る離脱の際に，強烈な胃腸の不快感と下痢をしばしば経験したが，それについて「コレラや腸管の痙攣がかなりひどかった」と述べた．手術の既往はない．

精神科既往歴：友人によると，Ｐさんは飲酒すると抑うつ的になり，3～4日ベッドで寝ていることがしばしばあった．禁酒をしていた時期が数回あったが，いずれも数ヶ月以上は続かなかったという．Ｐさんによると，禁酒の時期に抑うつ的だったことはなく，気分が変化するのは飲酒を開始してからだった．また母の死と，その後の兄妹との別れに「ひどく傷ついた」と述べた．子ども時代に友人はほとんどいなかったが，自分の学業や運動能力に周りが嫉妬しているせいだと考えていた．

　Ｐさんによると，かつて結婚していたが，妻は数年前に亡くなったという．妻が亡くなってから「底なしの抑うつ」を経験するようになり，またこの時期にはひどく飲酒していた．また，フランス人女性と決闘して，その決闘後に高貴なスコットランド人女性が自分を毎日訪れ，健康になるまで看護してくれたと話した（真偽は不明である）．精神科の入院歴や治療歴については否定した．大麻，ヘロイン，コカイン，その他の薬物の使用を否定したが，1度だけ自殺しようとしたと述べた．2人の女性との恋愛関係がもつれたときに自殺企図したが，若い既婚の女性の方が好きだったという．Ｐさんは混乱し「悲しみの激痛」によって，アヘンチンキの瓶半分を飲んだという．そして誰かは分からないが友人によって吐くように促され，一命を取り留めたという．

物質乱用の既往：担当医がＰさんの飲酒について聞いたところ，Ｐさんは立腹した．飲酒量を減らそうとしてきたとのことであり，ほとんど毎朝「目覚めの1杯」が必要だったという．

家族歴：父にアルコール依存症の既往歴があった．母は24歳時に感染症で亡くなっているが，精神疾患の既往歴はない．2人の兄弟がいるが，1人は重度のアルコール依存症で，飲酒に関連した病気で亡くなったという．

症例：バージョン 2

情報提供者：Ｐさん，友人，義理の母，父方の従兄弟 2 人．Ｐさんはほとんどの間，意識清明にならなかった．

主訴：Ｐさんは長期のアルコール乱用歴がある 40 歳男性で，中毒のため友人と来院した．

家族歴：父はＰさんが 2 歳に満たないときに家を出ており，その後の接触はない．父はボルチモアの中下層の出身で，俳優を続けるために法律の勉強をあきらめたが，誰に聞いても俳優としては振るわなかったという．親戚は父を傲慢で，頭に血が上りやすく，自信家と評した．また重度のアルコール依存症だったという．

　母は，Ｐさんが３歳の誕生日を迎える直前の24歳で「発熱を伴う感染症」で亡くなっている．困難と緊張の多い人生を送ったが，女優で才能のある歌手だったという．15歳で結婚したが18歳で未亡人となり，19歳でＰさんの父と再婚し，23歳で再び１人になった．物質依存を含めた精神疾患の徴候や症状はなかった．

　Ｐさんは３人兄妹の２番目で，兄（ウィリアム）は２歳年上だった．母が亡くなると３人兄妹は別れ，ウィリアムはボルチモアの親戚の家に送られた．ウィリアムにはアルコール依存症の既往があり，23歳でアルコールに関連した病気が原因で亡くなったという．妹（ロザリー）は２歳年下で，裕福な家族とともにバージニア州のリッチモンドに住んでおり，おそらく知的障害があり「頭が鈍い」と評されていた．

　家系全体では，父方にアルコール乱用とおそらくうつ病の濃厚な家族歴がある．母方の家族歴はあまり分かっていない．自殺の家族歴はない．

　Ｐさんは母が亡くなった後に，母の「ファン」に引き取られた．その後見人（ジョン）は，Ｐさんが友人に語ったところによると「無愛想で」「冷淡な」起業家だったという．ジョンはＰさんの成長期に優れた教育を施し，たくさんの恩恵を与えたが，お金の問題で関係は悪化していった．ジョンの妻（フランシス）は，Ｐさんによると「優しく」「愛情のある」人だった．家族によると，フランシスはしばしば病気になったが医者いわく身体に原因はないとのことだった．

生活歴：Ｐさんはボストンで出生した．正期産，合併症のない妊娠で，正常経腟分娩だった．幼児期は健康で，小児期も活動的であり，病気にはほとんどかからなかった．３歳までの大部分は，役者の両親と都市から都市へと移りつつ生活した．リッチモンドで母が死ぬと後見人の家族に引き取られた．９歳になるまでこの家族とリッチモンドで生活し，彼らが投機的事業を行うためイギリスに引越し６年滞在した．アメリカに戻ってからはリッチモンド，ボルチモア，フィラデルフィア（ペンシルバニア州にある都市），ニューヨーク，ボストンを含む東海岸の都市で生活したが，経済的理由で１つの場所に２〜３年を超えて生活することはなかった．

　Ｐさんの小児期はめまぐるしいものだった．母が亡くなった後に兄妹と別れ，後見人の家族と同居することになった．その家族に良くしてもらったが，兄がいないことを寂しく思った．正式に養子として迎え入れられておらず，家庭での地位は曖昧だった（例えば，義理の伯母は彼を家族として受け入れたことは一度もなく，また認めようとしなかった）．成長するにつれて，後見人がときにお金に寛大だったり，けちだったりしたため，金銭面でしばしば衝突するようになった．さらに，後見人はＰさんの芸術的な方面に進みたいという気持ちを支持しなかった．

　Ｐさんはきちんとした教育を受け，語学と英作文に優れ，常にクラスで１番だっ

た. 16 歳でバージニア大学に入り, 始めの 8 ヶ月で学業的に大きく成長し, 学年末には首席になった. しかし経済的理由で大学を辞めざるを得ず, 多額の負債を抱えていた. 20 代半ばの 1 年を陸軍士官学校で過ごした. 士官学校では優等だったが, 故意に数回の違反をしたため軍法会議にかけられ, 除隊になったという.

　P さんは編集者として新聞社や雑誌社に勤務したが, ここ 1 年以上は無職だった. かわりに詩, 小説, また文芸批評を売ることで稼いでいたが, 収入は家族を養うには足りないことも多く, 成人してからのほとんどの人生は貧しかった.

　身体的虐待や性的虐待の既往はない.

　P さんの人生を通して, いくつかの恋愛関係があった. 10 代でリッチモンド在住の 15 歳の少女と婚約したが, 結婚するには早いと感じた後見人によって破談になった. 23 歳で婚約したが, この関係は荒れて, 相手の女性の男友達に対する嫉妬と怒りが原因で破談になった. P さんによると 13 歳の従姉妹のバージニアと, 26 歳で恋に落ち結婚した（ただし婚姻許可書には彼女の年齢が 21 歳と記載されているというが……）. その後, 彼女とその母とともに, 強い絆で結ばれた家族として生活した. P さんは, バージニアのことを「最も親愛なる妹」と常に呼んでおり, 性生活があったのかは分からない. 結婚して 12 年後, P さんが 38 歳のときにバージニアは結核が原因で亡くなった. 彼女の死後に, P さんは少なくとも 4 人の女性と関係を持ったが, 彼が最も愛した女性は結婚していたため, 恋愛を成就できなかったという.

　P さんは, 自分はキリスト教徒で神を信じていると言ったが, 宗教団体に属しているという認識はなく, また教会にも行っていなかった.

　逮捕されたことは一度もなかったが, ある記事で自分の名誉が貶められたとして, 出版社を名誉毀損で訴えたことがあった.

身体科既往歴：明らかな薬物アレルギーはない. 重度のアルコール使用とそれによる離脱の際に, 強烈な胃腸の不快感と下痢をしばしば経験したが, それについて「コレラや腸管の痙攣がかなりひどかった」と述べた. 手術や慢性疾患の既往はない.

病前性格：友人や家族から, 自信家でうぬぼれが強く, 横柄な人と評されている. しばしば権利意識を振りかざしては, 親戚や友人をうんざりさせたという. 家族によると, 自分を比類ない作家とし, 成し遂げたことを誇張するような手紙を書いていたという.

精神科既往歴：母の死と, その後の兄妹との別れに「ひどく傷ついた」と述べた. 子ども時代に友人はほとんどいなかったが, 自分の学業や運動能力に周りが嫉妬しているせいだと考えていた.

　バージニア大学にいる 17 歳で酒を飲み始め, アルコールを常用した. 最も長い

断酒期間は6〜8ヶ月だが，この間は雇用されており，また幸せな結婚生活を送った．飲酒するとしばしば激昂したが，後になると自分の言動を覚えていなかった．数日行方不明になり，ニューヨーク郊外の森で，記憶を失くして混乱し，さまよっているのを発見されたことがあった．再三にわたり酒に入り浸っている間は，友人や家族と疎遠になった．担当医がPさんの飲酒について聞いたところ立腹したが，家族が彼の飲酒について心配であると話したときも同じ反応だったという．Pさんは飲酒量を減らそうとしてきたとのことであり，ほとんど毎朝「目覚めの1杯」が必要だったという．

　大学では飲酒の他に，ギャンブルにひどくのめり込み，たった8ヶ月で多額の負債を抱え，後見人に繰り返しお金をせびった．ここで初めて後見人との間に緊張が走り，その後の関係を方向づけた．Pさんには多額の負債があり，未払金の支払いを後見人が固く断ったため，大学を退学せざるを得なかった．

　Pさんは酒に入り浸っている間は，抑うつ的になり，仕事に喜びを見い出せず，あてもなく生活し，しばしば3〜4日にわたってベッドに横たわっていた．いつもは身なりがきちんとしていたが，こうした間はだらしなく会話が攻撃的になったという．

　大学から今回の入院まで，断酒した時期はほとんどなく，あっても一度に8ヶ月を超えたことはなかった．抑うつは飲酒する前からあったとPさんは主張し，家族はその逆と言ったが，うつ病エピソードは飲酒とほとんど同じ経過だった．うつ病エピソードには仕事への興味の喪失，不潔，過眠，性格の悪化，重度の自信喪失があり，財を成すという誇大的な計画もあった．誇大的な計画は，世界的に有名の書物の出版，不動産投資，優れた人からの財産相続などもあった．話しぶりはときに「ひどく興奮し取り乱して」おり，普段よりも饒舌で，著しい精神運動興奮を呈していると評された．Pさんによると大麻，ヘロイン，コカイン，またその他の薬物を使用したことはないが，アヘンチンキによる自殺企図が1回あった．妻の死後，酒をひどくたくさん飲むようになり，彼いわく「底なしの抑うつ」になった．家族によると，このときPさんはバージニアが眠っている地下納骨堂を深夜にたびたび訪れた．Pさんは非現実的な出来事についても述べた．フランス人女性と決闘し，その後に高貴なスコットランド人女性が彼を毎日訪れ，健康になるまで看護してくれたなど話したが，家族によるとこのような事実はなかったという．また深酒し数日放浪した後，混乱し発熱した状態で発見されたことがあった．義理の母は夜にPさんが出かけないように，ドアの傍で寝ていたという．

　誇大的な考え以外に，妄想，強迫観念，強迫行為，そして恐怖を経験したことはなかった．アルコールの離脱期にPさんを殺そうとする男性の声，他者から離れて

も聞こえる苦しませる声，また話しかけても返事が返ってこない声を聞くなど驚くべき経験をしたという．ささやいてくる白装束の女性など，他者には見えない人を見たことが，少なくとも1回はあったという．精神症状で通院や入院したことはなかった．気分が正常のときは飲酒しても少量しか飲まず生産的であり，公私ともに充実し，書く文章の評判は良かった．

現病歴：Pさんは入院の6週前に，書物を刊行するお金を工面するためリッチモンドに戻った．そこで初めてのガールフレンドだった，今は未亡人で2人の子どもがいる女性と恋愛関係を再開した．この時期にPさんは，詩のルールなどについての講義を少なくとも2回行っている．Pさんは義理の母に会うためにニューヨークに行き，再びリッチモンドに戻ってくる予定だった．リッチモンドを離れる前夜，腹の調子が悪く，発熱したため病院受診したが，この結果は詳細不明である．受診の翌日にあたる入院する前の週，ニューヨーク行きの電車に乗り，途中でボルチモアに立ち寄った．入院することになった日にPさんは，Gunner's Tavern という酒場で，常連客に見られている．Pさんは支離滅裂で他の人の服を着用しており奇妙だった．その常連客はPさんがあのエドガー・アラン・ポー本人であると気づき，注意された友人が病院に連れて来た．Pさんは薬を内服しておらず，全身状態の評価では発熱，悪寒，痰を伴う咳嗽，悪心，嘔吐，頭痛，混乱，めまいが認められた．

考察

精神症状を呈するどんな患者を理解する上でも，病歴と精神科的現症から始める必要がある．単に症状を同定し診断にカテゴライズする以上のレベルに到達するには，精神科的評価を慎重に，システマティックに，系統的に行わなければならない．現在の状態と過去の苦しみについて，その表出と原因の両方が分かるよう詳しく評価する必要がある．また過去の経験とパーソナリティが現在の状態に結びつくよう順序立てた精神科的評価が必要である．たとえ救急外来のような最も忙しい場でも，時系列に沿って家族歴から現病歴まで個人の生活史を全て把握するため，なるべく多くの情報源からなるべく多くの情報を集めるべきである．

系統的な精神科的評価に欠かせない5つの要素がある．これらは（1）詳細な病歴，（2）順序立てて聴取された病歴，（3）複数の情報源から聴取された病歴，（4）系統的に評価された精神科的現症，（5）観察と解釈の慎重な区別である．本章の残りで，これらについて順に論じる．症状とそれを経験している患者を理解する上で，始めの3要素——病歴の詳細さ，順序，情報源の質——は大きな影響を与える．ポーの症例を2つのバージョンで見ることでこれを理解してほしい．苦しみの経緯を理

解して初めて，患者の精神状態の評価に取りかかれるのである（観察と解釈を区別しながらだが）．これらの欠かせない要素を土台として，患者が「遭遇した」もの（生活史：Encounters），どんな人「である」か（特質：Is），「する」もの（行動：Does），「持っている」もの（疾患：Has）から，どのように患者の症状が生じたか臨床家は検討できる（HIDE，p.17 参照）．

▶詳細な病歴

　系統的な精神科的評価にまず欠かせない要素の詳細な病歴は，**4 つの観点**を用いた方法に限ったものではない．アドルフ・マイヤーが作った形式（後にジョージ・H・カービーとノーラン・DC・ルイスによって改訂）に基づいてシステマティックに精神科病歴を聴取するのは，最近まで教育や臨床のスタンダードだった[1, 2]．このような精神科的評価は，時間と思考を集中させる必要があり，チェックリストを主に用いる精神科的評価に少しずつ取って代わられている（精神医学の教育の場ではそうではないかもしれないが）．このチェックリストはカテゴリカル（診断分類という名のもとで，個々の患者に単一のラベルをつけること．読者への手引き 2 頁参照）な性質を持つ DSM で定義されるような，精神疾患を選別するためのものである．簡略化された精神科的評価は，1 つ目のバージョンのような病歴聴取によって典型的には特徴づけられる．精神疾患を考えるときに思考，感情，行動といった複雑な問題を，あまりにも単純な疾患分類に落とし込んでしまうという傾向が表れている．生物心理社会モデル[3]の生物についての病歴だけが精神疾患の評価にしばしば用いられ，多くは患者の自記式評価によってなされる．システマティックではない病歴が好まれるようになった理由として，簡単にすることによる恩恵や（管理型医療の制約下で働いている臨床家にとって魅力的である），カテゴリカルな分類で診断された精神疾患に薬物療法が広く利用できることなどがある（製薬産業と DSM の文化的な影響を受けた臨床家と患者にとって魅力的である）．

▶順序立てられた病歴

　このような安易なラベリング思考の圧力に負けず，きちんと定式化し，慎重な治療提案ができるよう精神疾患を考察するため，システマティックな病歴が必要になる．また系統的な精神科的評価にはシステマティックな病歴は必要だが，それだけでは十分ではない．順序立てて聴取された病歴，つまり家族歴から得た時系列に沿った病歴が欠かせない第 2 の要素である．患者の人生を経時的に解き明かすと，患者を個人として（異なる状況の異なる個人が人生の変化に対応していくのを）考察し理解を深めることができる．2 つ目のバージョンの病歴の順序は，患者の状態が

単に置かれているプレッシャーから生じていると誤解する可能性を非常に低くする．また時系列に沿った病歴を取ることで，主訴と現病歴だけで症状を説明しようとするバイアスから，思考を遠ざけてくれる．例えばポーと同様に，悪臭を放つだらしない格好の患者が，中毒の主訴，またアルコールの使用と気分の落ち込みという病歴で来院することもある．精神科医でもプライマリケア医でも類似した症例に悪い意味で慣れてしまい，このような患者がみんな一緒と（そんなはずはないのだが）考えてしまうこともある．ポーの症例のように，患者を個人として認識しないと，生活史などの重要な病歴を無視してしまうのである．初めて患者を診るときは，思考をオープンにしておくべきである．よってシステマティックに病歴を聴取しカルテに順序立てて記載するのは，精神科的評価には欠かせない．きちんとした症例の定式化と治療計画は，詳しい病歴聴取から自ずと生じるのである（病歴のフォーマットは付録 A を参照のこと）．

▶複数の情報源

　系統的な精神科的評価の第 3 の欠かせない要素は，複数の情報源——患者あるいは患者の状態についてよく知る人（家族，友人，医師など）——から得られた病歴である．患者の観点は精神疾患のため限定的で歪められることがあるため，聴取した病歴の幅を広げ，質を高めるのが目的である．ポーの症例では，例えば小児期の衝突，喪失感，アルコール依存，抑うつ，中毒などは生活歴を詳しく話すのに影響し，病歴を——提供者が本人か他者かにかかわらず——不正確にする．例えばポーのアルコール中毒は，過去の感情（母の死で「ひどく傷ついた」というように）や出来事（フランス人女性との決闘のように）について記憶を歪めるだろう．また従兄弟としても，対応が難しいポーの気分や行動に対し不満があるので，彼が自分の成果を脚色することがしばしばあったと非難するかもしれない．

　様々な情報源によって，患者あるいは患者の過去を理解できるし，精神状態をより理解できる．追加の情報源から情報を集めるということはあまり一般的ではない．しかし複数の情報源は精神科的評価に欠かせない要素で，いかなる患者のいかなる場面でも必要である．外来で個人精神療法を求めて受診した患者を含め，いかなる精神科的評価でも，外部の情報提供者からの情報を入手すべきである．実際，病歴が十分に分かっていない個人への精神療法は最初からつまずき，患者と家族を危険にさらす．経験上，患者と家族の多くはこのような話し合いを受け入れるし，その重要性を理解してくれる．臨床家としてのキャリアの最初から複数の情報源に当たっていなくても——キャリアを重ねるにつれて——患者の問題を理解するのに，これが重要であると理解するようになる．

▶定式化に影響するアプローチ

　系統的な精神科的評価に欠かせない最初の3要素，すなわち詳細な，順序立った，複数の情報源から聴取された病歴を際立たせるために，ポーの症例を2つのバージョンで示した．私たちは，エドガー・アラン・ポーの身体科既往歴，生活歴，死因の全てを詳しく知るわけではない．文学の著名人の精神科的定式化を行うためではなく，精神科的評価が症例の定式化に影響すると示すために，ポーの症例を2つのバージョンで示した．主訴と現病歴に主な焦点を当てた1つ目のバージョンでは，ポーはアルコール使用障害と簡単に診断されるだろうし，うつ病の可能性もあると診断されるだろう．しかしこれらの精神疾患の時間関係と因果関係について，1つ目のバージョンでは限られた理解しかできない．ポーの抑うつは実際は飲酒した後に生じている（彼の主張とは異なる）．このような定式化を裏づけられるのは，アルコールの使用が最初の問題で，それに引き続いて抑うつが生じたという情報を家族から入手できた2つ目のバージョンのみである．両方のバージョンで，遺伝がポーの飲酒の開始と飲酒継続に影響している可能性を示唆する十分な家族歴があるが，詳しい病歴，順序，周囲からの情報を兼ね備えた2つ目のバージョンでは，母の死や兄妹との別れといった早期における喪失体験と，後の学問的あるいは経済的な苦境が，ポーの飲酒に影響していると考察できる．また外部の情報源を利用することで，ポーの高い知性，明らかな尊大さ，権利意識といったパーソナリティをより理解することができる．これによりポーの知性と気質が精神科的定式化に果たす役割をよく考えることができる．ポーのパーソナリティを理解することは救急外来で最初にすることではないかもしれないが，いかなる縦断的な治療でも必要になってくる．

▶系統的に評価された精神科的現症

　精神科的評価の第4の欠かせない要素は，系統的に評価された精神科的現症である．私たちはポーを診察したわけではもちろんないし，ポーが救急外来を受診したときの精神状態について完全な診察記録がないので，この要素を示せなかった．しかし精神科的現症の評価はDSMの診断基準と単に別物というだけではないと強調しつつ，その構成要素について簡単に説明する（ベッドサイドで使用されるものも含め，精神科的現症のしっかりした考察は，付録Bを参照願いたい）．系統的な精神科的現症の評価とは，質問と答えを使って患者の思考，感情，行動を評価する系統的かつ構造化された検査である．理学的検査が患者の，とある臓器について明らかにするのと同じように，精神科的現症は精神活動を明らかにするのである．一方で精神科的現症の評価には文脈がある．答えの誘導はすべきでないが，臨床家が何

を知りたいのか，患者に分かってもらう必要がある．ここでは患者が自覚している感情や考えだけが評価される（精神科医であっても，患者の無意識の精神的過程は評価できない）．共感的な会話をすることで，患者の身になって考えることができる．また患者が精神的に体験していることが，Sim's Symptoms in the Mind（1988年に発刊された臨床精神病理学の教科書）[4] のように予め定義された精神病理学的現象（例えば，幻覚，妄想，強迫観念など）に該当するかを見極めていくことができる．患者の体験だけなく，精神科的現症は認知機能も評価している．

　システマティックな精神科的現症の評価には 20～30 分ほどかかる．これは理学的検査や神経学的検査を慎重に行うのと大差ない．精神科的現症の評価は，精神の現象を見逃さないように系統的に行う必要がある．これは心音の聴取が，心臓の全ての領域を網羅するよう決まった順序で行われるのと同じである．評価された精神科的現症の信頼性を心配する初学者もいるが，熟練の臨床家が慎重にやれば心音などの理学的所見と同じように，精神科的現症は信頼できると保障する．

▶解釈前の観察

　精神科的評価の第 5 の最後の欠かせない要素は，観察と解釈を慎重に区別することである．臨床を始めたばかりだと特に難しいかもしれないが，きちんとした評価には必要である．ポーについて文学者や歴史家が書いたものは観察と解釈が混ざっているが [5]，本症例提示では本人が話した内的な現象と他者から観察された外的な現象のみ含めるよう努めた．これは以前に拙著に記し [6]，また本書では後の CASE 4 で説明することだが，患者も臨床家も精神の活動と行動を説明するのに，意味があるように関連づけてしまいがちである．思考，感情，行動をストーリーとして話し，意味があるように関連づけて（解釈して）説明しようとするのは，経験したことを理解する人間的な方法である．しかし解釈はときに間違っており，助けにならないこともある．出来事，思考，感情，行動についてたずねると，患者は観察と解釈が混ざった答えをするものである．例えば，

　　　臨床家：「気力はどうですか？」
　　　患者　：「日中にコーヒーを結構飲んでいて，そのため夜中の睡眠に問題が
　　　　　　　あり，それで翌日に疲れを感じます．」

　対照的に次の例では，患者は観察されることに意味を加えてはいない：

　　　患者　：「しばらく疲れていました．日中は多くのコーヒーを飲みます．夜
　　　　　　　中に目覚めることが増えました．」

　病歴を聴取し精神科的現症の評価を行うとき，観察と解釈の違いに常に注意する必要がある．これらを区別するのは簡単ではない．先に述べたように，人は日々の現象に意味があるように関連づけてしまいがちである．これは体に染み付いた"技術"であり，精神症状を呈した患者の評価と治療を効果的に行うためにはこの"技術"を忘れる必要がある．外部の情報提供者の助けを得て，患者が観察した過去と現在の現象（出来事，思考，感情，行動）を明らかにし，確かな病歴と精神科的現症を得て初めて定式化に取りかかれる．そもそも患者が説明した過去と現在の出来事，思考，感情，行動を差し引いて聞くべきではないが，前後関係が適切になるよう順序を置き換えるべきときもある．例えば仕事の能率低下で気分が落ち込んでいると患者が訴えても，逆に気分が落ち込んで仕事の能率が低下しているのかもしれない．病気の**背景**と**順序**（と因果関係）について患者が**理解**できるよう，うつ病が気力や注意に与える影響について教えることも必要になるだろう．

まとめ

　ポーの症例を定式化することは魅力的だが，ここではそれを行わない．このチャプターの目的は，鍵となる概念を説明することである．ここでは病歴に対する**4つの観点**の理論的根拠を説明するためにポーの症例を用いた．一方で，後の各CASEでは4つの観点により得られた定式化がどういうものか，またそうでない定式化がどういうものか（例えば，単にDSMの多軸診断を書き留めたり，生物心理社会的因子のリストをあげたりすること）を説明するためにきちんと定式化していく．

　精神科患者を診る上で，①詳細な，②順序立てられ，③十分に聴取され，④系統的に評価され，⑤観察に基づいた病歴と，精神科的現症の重要性を**理解**してもらえればと思う．病歴と精神科的現症は全ての基礎で，4つの観点を適用していく上で欠かせない．

要約

　系統的な精神科的評価に欠かせない要素：
① 詳細な病歴
② 特定の順序で聴取された病歴
③ 複数の情報源から聴取された病歴
④ 系統的に評価された精神科的現症
⑤ 観察と解釈の慎重な区別

【文献】

Bucknill JC, Tuke DH. Manual of Psychological Medicine: Containing the History, Nosology, Description, Statistics, Pathology and Treatment of Insanity. Philadelphia: Blanchard and Lea, 1858.

1. Kolb LC, Brodie HKH. Modern Clinical Psychiatry. Philadelphia: W. B. Saunders Company, 1934.
2. Slater E, Roth M. Clinical Psychiatry. London: Balliere, Tindall and Cassell, 1954.
3. Campbell WH, Rohrbaugh RM. The Biopsychosocial Formulation Manual. New York: Taylor and Francis Group, 2006.
4. Oyebode F. Sims' Symptoms in the Mind. Philadelphia: Elsevier, 2008.
5. Silverman K. Edgar A. Poe: Mournful and Never-Ending Remembrance. New York: Harper-Collins, 1991.
6. Lyketsos CG, Chisolm MS. The trap of meaning: A public health tragedy. JAMA 302: 432-433, 2009.

PART II

アプローチの実践

定式化というとパターナリズム的に聞こえるかもしれないが，その実態は患者のことをシステマティックに深く理解し丁寧な説明を心がけることである．

詳しくは，冒頭 p.1 の「読者への手引き」を読み返してほしい．

CASE 1

双極性障害（双極症）

疾患に直面しても個性は保たれる

　Wさんは75歳女性で，2日前に胸痛のため入院となった．この胸痛は，後に，胃食道逆流症（GERD）によるものであることが判明している．入院期間中に「行動異常」があることが認められたため，精神科に転科となり，そこでポストニコフ医師による診察をこれから受けるところである．

（ポストニコフ医師による発言は　　　部）

　Wさん，おはようございます．私はポストニコフです．ご機嫌は，いかがですか？

　非常に良いですよ，先生はどうですか？

　私も，良いですよ．これから，あなたのことをよく知るところから，また，どうして病院に来ることになったのかについて知ることから面接を始めたいと思っています．

　ありがとうございます．私は，今まで，かなり気分が優れていましたし，多くのことをやってきましたわ．睡眠も，あまり必要としなかったし，多くのことを成し遂げてきましたの．子どもたちとはどういうものかを，先生もご存知だと思いますけれど，息子は，私のことを心配してくれるんです．息子が私をここに連れてきたんですが，私は，これ以上ないくらい健康であるというお墨付きをもらいましたので，いつでも家に帰れますよ．

（ポストニコフ医師は，Wさんに，次の役割導入を行った．）

　気分が優れているとお聞きし嬉しく思います．これから，精神科の標準的な面接を行いたいと思います．あなたの家族歴から始めて，時系列に従って多くの質問をしていきますが，不明確な点や質問があれば，いつでも止めて下さって結構です．

　教えて下さってありがとうございます．分からないことがあれば，聞くように致しますわ．

　私の質問が終わった後に，お聞きしなかったことで，知っておいた方が良いと思うことがありましたら，教えて下さい．その後で，最近何が起きていたのか，そして，この状態を良くするにはどうするのが1番良いのかを，一緒に考えていきましょう．

　かなり道のりが遠そうですが，分かりましたわ，先生．

　あなたがお話したことについて，私には守秘義務がありますが，あなたや周囲の人

を守るために，情報を共有する義務がある 2, 3 の例外があります．あなたが自身や他人に害を及ぼそうとしているときや，あなたが児童虐待の被害者であるときが，これに該当します．そのことに，問題はありませんか？

先生，分かりましたわ，先に進みましょう．始めて下さい！

家族について，まず，両親のことから，教えていただけませんか？

母は，熱心な園芸愛好家でした．彼女は，外にいることが非常に好きだったんです．彼女だったら，今日のような素晴らしい日を喜んだと思いますわ．1 年のこの時期に，母がいなくてひどく悲しみますの．母は，80 歳で安らかに亡くなりました．父は，その何年も前に，リンパ腫で亡くなっています．母と父は，私たち，兄妹の両方にとって間違いなく最高の両親でした．私の兄も，最高でしたが，少しお酒が好きすぎたのかもしれません．今では，私には 3 人の子どもがいて，みんな男の子なんです．1 番下の息子には，うつ病があって，もちろん，どの母もそうでしょうけれども，彼のことが心配なんですよ．

息子さん以外に，うつ病にかかっていたり，あるいは，自殺されたりしたご家族はいらっしゃいますか？

それはないです．

（W さんは，周産期，幼年期，小児期の問題について質問され，それを否定した．）

あなたが受けてきた教育について教えて下さい．

人生で最高の時期でしたわ！ミスポーターズスクール（コネチカット州にある名門女子校）ではクラスで 1 番で，スミススクール（メリーランド州にある私立大学）に進学したんです．アマースト（マサチューセッツ州にある名門私立大学）やオックスフォードでも授業を受けましたわ．教育は，私にとって非常に大事なんです！

素晴らしい時間をお過ごしになっていたようですね．大学を卒業した後に，どのような職業に就かれたのですか？

米国上院議員の秘書として働いていて，第一線で働くのが好きだったんです．ずっと働いてきたんです，しかも，3 人の子どもを育てながら！私は，多少なりともフェミニストですが，強烈なフェミニストではないですよ！引退してからというもの，週に 3 回，教会でボランティアをしているんです．

素晴らしい過ごし方のように思います．どの会派の教会に属されているのですか？

元をたどるとアングリカン・チャーチに行き着く教会の会派なのですが，私は「多数の宗教を信じて」いるんです．正しいただ 1 つの宗教って存在しないから，各々の宗教についてできる限り知ろうとしているんです．そして，家のそばにあるクエーカー教徒の礼拝会にも出ていますが，素晴らしい礼拝が行われているアングリカン・チャーチの教会に，常に立ち返っているんですよ．オルガンと聖歌が大好きなんです

（Wさんは，歌い始めた）．

Wさん，素敵な歌ですね．素晴らしい声をお持ちになられている．この歌が，1番お好きなのですか？

好きな歌はたくさんありますの．この歌は，私の母が大好きだったんです．この歌を聴くと，母のことを思うんです……．

Wさん，ここで話題を変えて，あなたの結婚生活についてお聞きしたいと思います．

チャーリーは，アマースト出身の素晴らしい男性でしたわ！私たちはパリ，ローマ，アテネなど目まぐるしいヨーロッパ旅行をしましたの．2人とも旅行が大好きで，結婚生活は50年近くでしたわ．彼は，私の全てで，心の友だったんです．

素晴らしい結婚生活を送っていたようですね．いつ，お亡くなりになったのですか？

もう，8年になるかしら，かわいそうなことに，肺がんだったんです．

Wさん，飲酒をしたことはありますか？

チャーリーは毎晩，1杯やっていましたわ．私が言うのも何ですが，完璧なジントニックを作っていたんです！たまに，私もそれを飲みましたが，2杯以上飲むことはありませんでしたわ．あなたもご存知だと思いますが，肌に悪いから．

タバコを吸われたことはありますか？

何回か，試したことはあります．──映画でタバコを吸っている姿って艶やかでしょう──でも，私の母が，そのことでひどく怒ったので，止めたんです．

違法薬物を使ったことはありますか？

それは，決してないですわ！

身体的なご病気について，お聞きしたいと思います．慢性疾患にかかられていますか？

ええ，先生もご存知だとは思いますが，心臓が悪いんです．既に，心筋梗塞を1回やっています．去年，そこに，ステントを留置してもらったんです．また，私の血圧とコレステロールの値は非常に高いですし，甲状腺もあまりうまく働いていないんです．きっと，これは，年を老いたことの証なんでしょうね．

手術を受けられたことはありますか？

心臓のステント留置だけですね．でも，それから物事が悪い方向に回るようになったんです．それまでは何も問題なかったように感じていたのですが，突然，胸に痛みが走り，息をすることができなくなったんです．その後，それが心筋梗塞だと知ったんです．そんなこと，思ってもみませんでしたわ．

あなたの人となりについて，教えていただけませんか？

JCOPY 498-22960

私は母と同じで，育ちが良いですが独立心が強いと思います．

趣味はありますか？

本を読むのが大好きで，テレビが大嫌いなんです．子どもの頃は，いつもテニスをしていましたが，今では，テニスをするのは厳しいですね．今でも，いつも散歩に行っていますし，天気が良い日には，従兄弟のところで水泳をしています．また，バレエの教室にも通い始めたんです．私って，ダンスが好きなんです．そして，今も政治活動をしていて，全ての自由主義者に，私の時間とお金を進んで提供しているんですよ．全米黒人地位向上協会の会員になっているって，お話しましたっけ？

いいえ，初めて聞きましたが，素晴らしいですし，活動的な人生を送られているようで嬉しく思います．ここで，過去の精神科の治療歴について少しお聞きしたいのですが，これまでに，このような入院をしたことはありますか？

ええ，何回もありますよ．初めて入院したのは 60 年代になりますが，カリフォルニアに住んでいて，生きるということに興奮していたんです．数週にわたって，睡眠をとる必要がなくて，元気一杯でしたが，その後，音を立てるように崩れてしまって，1 年近く本当に沈み込んでしまいました．そして，物事も悪くなり続けて，実際に，全てを終わらせてしまうことまでも考えたんです．そのとき，家族が私のことを心底，心配し，病院に連れて行ってくれたんです．それは，ひどく嫌な経験で，私は怯えてしまいましたよ．そこで，電気ショック療法を受け，先生方は治療がうまくいったとおっしゃっていたんですが，非常に怖かったです．先生方は，私を躁うつ病と診断し，薬を飲むようにおっしゃいました，確か，「L」で始まる薬だったと思います．数年にわたってその薬を飲んで，精神科主治医の T 医師の診察を受けて，その先生のことが結構気に入るようになったんですが，結局は，自分は健康であると思ったので，診察を受けるのを止めたのです．そうしたら，より気力があるように感じ，人生への興味というものも湧いてきたんです．あの頃は，多くのことを成し遂げたんですよ！私の家族や友人は心配していたようですが．言っておきますが，あんなに生産的だったことは，これまでになかったんです！あまりに気分が良かったので，病院に行く必要性なんかなかったんです．チャーリーが亡くなった後に，ここに引っ越してきて，それからはほとんど，病院とは縁遠かったわ．あっ，ただ，ここに来てから一度だけ，息子が，私が早く話しすぎだと言って，私を病院に連れて行ったことがありますし，実際に，数週にわたって 2〜3 時間以上寝ていなかったんです．精神科の階に連れて行かれて，息子が私の病歴について話したところ，先生は私が双極性障害にかかっていると言って，バルプロ酸と睡眠薬を処方してくれたんですが，その薬が，素晴らしく良かったんです．私がずっと感じていた中では，そこにいたときが，最も良かったように思いますし，先生方にも非常に良くしてもらいました．彼らの親切にはずっと

感謝していますわ．でも，老年病科の先生と代替医療の先生に診てもらっているので，精神科医には長い間，診てもらってはいないんですけれどもね．その2人の先生は聡明で，私のことをよく診てくれているんですよ．

　今回は，どうして病院を受診されたんですか？

　8ヶ月前に忌々しいステントを入れたときから，全ては始まったんですよ．心筋梗塞が再発したような感じが常にしていて，当然，それは非常に恐ろしいですから，救急外来を受診しましたわ．2週前にも，これがあって救急外来に行って検査を受けたんですが，先生方は，心筋梗塞ではないとおっしゃって，薬をまた処方してくれたんです．ここに，そのリストがあります．

（Wさんはリストを渡し，そのリストには彼女が，アスピリンを325mg/日，リシノプリルを5mg/日，ニトログリセリンを胸痛時頓服で0.4mg/回，シンバスタチンを睡眠前に40mg，レボチロキシンを50μg/日，メトプロロールを50mg/日，クエチアピンを150mg/日，バルプロ酸は500mgを日中に2回，250mgを睡眠前に内服と記載してあった）

　知っていますか，先生？私は，これまで，薬剤師さんがくれる紙を全て読んだことは一度もなかったんですよ！その次の2日を，全てに目を通すのに費やして，私が経験しているのと全く同じ副作用が書いてあったんです！

　例えば？

　倦怠感が生じると書いてあって，確かに，病院に行く前から，へとへとになっていた感じがありました．これらの薬を全て，自分が内服してきたことや，紙を読む時間を取ってこなかったことが信じられなかったんです！当然，直ちに，これらの薬を飲むことを止めましたし，その後から，気力が湧いてきて多くの仕事ができるようになったんですよ！今では，ほとんど睡眠を必要としませんし，気分もすこぶる良いです！

　Wさん，お話しいただきありがとうございます．あなたのこれまでのことについて，家族の内のどなたかに，お話を伺えれば助かります．どなたかにお電話して，残りの診察の間，スピーカーフォンに出ていただいてもよろしいでしょうか？

　もちろん．私の息子の，ジョナサンに電話して下さい．

（ポストニコフ医師は，Wさんの目の前で電話をかけて，長男がスピーカーフォンに出た）

　こんにちは，ジョナサンさん．私は，医師のポストニコフと申します．今，お母様は，こちらにいらっしゃっていて，これまでお話していました．もしよろしければ，あなたから見たお母様の過去や今の精神状態について，教えていただけませんでしょうか？

　はい．お電話ありがとうございます．母は，20代の半ばから，双極性障害にかか

っています．私の子ども時代の大半を，精神科の病院に入退院して過ごしていました．状態が良かった時もあって，特に，リチウム（lithium）を内服しているときは良いのですが，良い時期は，長くても1年以上続いたことはないんです．そして，そのときでさえも，非常に熱心な人なんです――非常に情熱的で，今を生きているという感じです――．ですが，その後，このように躁状態になって，たいていは入院が必要になります．母は，抑うつ的になったことは全くと言って良いほどなくて，たいてい，この状態から，難なく回復しています．3年前に，私たち夫婦が，母を説得して，カリフォルニアから，私たちの近くで彼女と同年代の人と住んでもらえるように，こちらの介護付老人ホームに移ってもらったんです．こちらに来てからは，非常に良くやっていました．老年病科の先生と代替医療がご専門の家庭医の先生に診てもらっていて，家庭医の先生は，マルチビタミン，ビタミンC，鉄，カルシウム，ビタミンDなど，たくさんのものを摂るよう母にすすめていました．その男性の先生は，母の双極性障害を治すことができるとも仰っていました．母は，その先生のことが気に入って，過去3年に1回しか入院していないのは大変良かったのですが，私たちは，母には精神科医が必要と真剣に考えているんです．

　教えていただきありがとうございます．あなたのお母さんは，私に，スミス，アマースト，オックスフォードに通い，ヨーロッパを旅行し，上院議員のために働いたといった，非常に活気に満ちた人生を送られたとおっしゃっていましたが……．

　そうです．信じられないかもしれませんが，全て事実なんです．母はかなりの才媛で，常に冒険好きで活気のある場所を楽しんできたんですよ．

　ありがとうございます．大変，参考になりました．今回，お母様を病院に連れて来ようと思われたわけですが，それは，どんなことをお気づきになったからでしょうか？

　ええ，まず，ここ1週かそこらで，母の気分が非常に高まって，言葉を差し挟むことが難しいくらいに，よく話すようになったんです．母は，薬を飲むと疲れた感じになるので，薬を飲むのを全て止めたと言い，また，一度に5冊以上の本を読み，一晩に数時間しか寝ていないとも言っていました．しかも，宝石を質に入れて，一度に，20種類のエルメスのスカーフを買い漁ったんです．私は，非常に心配になり，母の主治医の2人の先生に電話しました．家庭医の先生が，母に電話したところ，その先生でさえも母があまりにも早く話すのに衝撃を受けたそうです．その先生は，母に薬を再開するように言って下さったのですが，残念なことに，母はそれを拒否したんです．そこで，母のためには，救急外来に連れて行くしかないと感じました．先生方は，心筋梗塞がないことを確認するために母を入院させたんですが，母との会話でかなりまいってしまったんです！そこで，先生方は精神科医を呼んで，その精神科医が母

を精神科に移してくれたんです. 私たちは, 母が精神科に移ることに同意してくれて本当に良かったと思っています.

精神科的現症: W さんは小柄の女性で, 病衣や長いスエードのトレンチコートを含め, 服を何層にも重ね着し, 靴下, バレエ靴, 赤い帽子を着用し, 毅然として杖を突いて歩いていた. 落ち着きのなさや振戦は認められず, 外部からの刺激に対して反応しているようにも見えなかった. 面接の間, 良好なアイコンタクトを取っていたものの, 気が散っているように見えた. 発話については, 呂律は回っていたものの, スピードは速く, リズムは逸脱し, 声量は大きかった. 話は脇に逸れ, その場の状況に左右されていたが, 観念奔逸や連合弛緩で特徴づけられるものではなかった. 彼女は, 自身の気分について「良い気分」と言っていたが, 多幸的で誇大的に見え, 自己評価は肥大し, 気力と意欲は亢進していた. 希死念慮, 他殺念慮の存在を固く否定し, 幻聴, 幻視, 幻臭, 幻味, 幻触の存在をどれも否定した. 特別な力を持っていたり, 特別な使命に従事していたりするのかを聞くと「海外での政府の活動のため CIA から, 極秘情報を入手する同意を得ている」と述べたが, これについて, 詳しく話すことは拒否した. 追跡妄想の存在を否定し, 強迫観念, 強迫行為, 恐怖やその他の不安症状についても否定した. 知性は平均以上で, 知識の蓄えは素晴らしいものがあり, 抽象的に考えることもできた. MMSE は 27/30 で, 連続引き算で 3 点失点している. 精神疾患や入院の判断に対する本人の洞察は, まずまずのところだった.

考察

ステップ 1：役割の導入 ···

　全ての CASE と同様に, 役割を説明するところから, この精神科面接を行った. ポストニコフ医師は, 多くの質問をすることと, 答えたことには守秘義務があることを含め, W さんに系統的な面接に対しての心構えをさせた. ポストニコフ医師は W さんに, 定式化を行い治療の計画を立てることは, 本質的に患者と臨床家の共同作業であるということ, 質問に対し自由に答えて良いこと, ポストニコフ医師に質問をして良いこと, 状態を理解する上で知った方が良いと考えたことは何でも話して良いことを伝えた. そうすることで, ポストニコフ医師は W さんと共感的なラポール（患者──医師の信頼関係）を築ける可能性を高め, W さんは病歴と内的体験をオープンかつ信頼できる形でポストニコフ医師と共有できるようになる. このように, W さんから得られた精神科病歴と現症は, 息子からの情報で補強され, 彼

女を理解し治療する上で妥当性の高い判断基準となる.

ステップ 2-4：病歴，精神科的現症，周囲からの情報

　W さんの CASE でも他の CASE と同様に，精神科面接は CASE の定式化や治療計画を立てる上での判断基準となる．よって W さんの病歴，精神科的現症，周囲からの情報提供者（本 CASE では息子）から得た情報を，振り返りまとめることから考察を始めたい．

　W さんと息子は長年の経過を述べたが，病状は炭酸リチウムによる治療でたいていは良好にコントロールされていた．しかし，入院の 2 週前に W さんは内服を止め，病状は急速に悪化した．症状は多幸感，睡眠欲求の減少，気力や意欲の亢進，注意散漫，自身や将来に対する肥大した見方，金銭面での判断力の低下，そして誇大妄想だった．以前のエピソードと同様に，今回のエピソードでも W さんの認知機能は保たれており，意識清明だった．

　W さんは，普段から社交的・活動的であり，生い立ち，教育，彼女が成し遂げてきたことに誇りを持っているが，過去 8 年で私生活上の大きなストレスを 2 つ経験した．8 年前の夫の死は乗り越えられたが，8 ヶ月前に心筋梗塞でステント留置が必要になったことで W さんは身体的健康についての心配が増し，心筋梗塞でないことを確認するために救急外来を数回受診するようになった．

ステップ 5：各観点からの検討
▶生活史の観点

場 ⟶ 順序 ⟶ 転帰 ⋯⋯⋯⋯

　本 CASE では，細かな病歴を繰り返し振り返るが，これは生活史の観点から症例検討を行う上で必要なことを示すためである．しかし本書の他の CASE では，全ての病歴を細かく振り返るわけではない．かわりに，読者には病歴聴取の部分を参照してもらいたい．

　W さんの現在の問題は，8 ヶ月前の心筋梗塞とステント留置という状況で生じた．過去 8 週の心臓の状態に対する不安と GERD による胸痛が相まって，W さんは，何回か救急外来を受診した．しかし現在の症状は出現して 2 週足らずであり，これはリチウムを断薬した時期と一致している．このような経緯で気力は著しく亢進し，気分は高揚し，無分別に買い物し，最も重大なことには誇大妄想が出現したのである．これらの徴候や症状は長年の病気によるものであって，彼女の心臓の病気に対

する心配から生じたとは考えにくい．Wさんはリチウムを常に処方通りに内服していたわけではないが，それはリチウムのせいで疲れきった感じになると信じていたのも理由である．一方でまた，リチウムによる治療の必要性や，断薬による再燃の危険性を十分に認識していなかったのも理由である．彼女が薬のせいで疲れきった感じになると信じておりリチウムやその他の薬を断薬したことについては共感的に理解することができるが，気力がもとの水準に戻らずに病気が再発したことについて共感的に理解することはできない．本CASEで生活史の観点は，疾患に対する洞察の欠如や，処方された通りに内服しないことを説明するのには役立つが，Wさんの精神状態が何から生じたのかを説明するには不十分である．

▶特質の観点

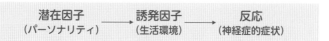

後のCASE 3では，この特質の観点の概念を気質に関連づけて考察する．そのため，本CASEでは，Wさんの知的な面に限定して考察したい．Wさんは人生を通じて非常に賢明な女性だった．彼女の呈した精神症状は，普段の態度や行動とは一致しないが，知性の特質から生じているようには見えない．このようにWさんの症状は，知的な側面が原因で生じているのではなく，この特質の観点から最もよく理解されるものではないと結論づけられる．

▶行動の観点

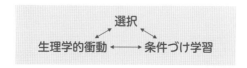

私たちは常に，精神状態の経過の中で現在の病気を理解しようとする．患者がある目的を達成するために，生来のあるいは獲得された行動を繰り返しているなら，現在の状態の一部あるいは全てはこの観点で説明できる．本CASEでWさんはある一定の行動パターンを取っているが，それらはある目的を達成するためのもの（つまり目的指向性）ではない．Wさんの反復的な行動は，現在呈している症状の原因と関連するようには見えない．

▶疾患の観点

臨床症候群 ──→ 病理学的過程 ──→ 病因

　疾患による理由づけは症候群を同定するところから始まるので，最初に知りたいことはWさんの病気が症候群を形成しているか，つまり症状の一群が一緒に生じ，一緒に推移し，一緒に治療に反応するかである（これはこの後の全てのCASEにも当てはまることだが，それぞれのCASEの疾患の観点では繰り返しは述べない）．Wさんの病気は，明らかにこの形態を取っており（いろいろと命名されてはいるが），文化や時代を超えて記載されているものである．疾患による理由づけが適切と考えられる他の精神疾患と同様に，双極性障害では臨床病理学的な相関（例えば，脳のある部位への障害で同一の症候群が生じること，原因不明の症候群が脳の機能や構造の異常と関係することなど）や，病因（例えば，遺伝子研究の結果）については，少ししか解明されていない．しかし今日までに分かっていることに基づくと，Wさんの病気を説明するのに疾患による理由づけが適切であるように見える．疾患の観点から最も良く説明される精神疾患には「きちんと働いていない部分」，つまり，脳の構造や機能の異常が想定される．

　躁状態の患者では，リチウムで何か異常値を補正できるわけではない（例えば空腹時血糖値［膵機能を反映していることが分かっている］が，インスリンで補正される糖尿病とは異なる）．しかし，リチウムの断薬後に，精神病症状を伴う躁症状が急激に始まったことは注目に値する．これに加えて，無治療では抑うつと躁の典型的エピソードが出現するという長年の経過を考えると，現在のWさんの状態が脳の疾患で説明されることを暗に示しているのである．

ステップ6-7：定式化と治療計画

　WさんのCASEは，診断的ジレンマに陥るようなCASEではない．精神科的な徴候は一目瞭然であり，たくさんの症状を述べている．彼女は，気分が特徴的に変化するエピソード（気分の高揚と，それより少ない頻度ではあるが，気分の落ち込み）に苦しみ，この気分変化は自己評価，気力，睡眠，性的衝動の変化も伴った．振る舞いは，奇妙なまでに毅然としており，また突飛な格好をしていた．気力に満ち溢れ，会話は心迫的で若干の思考障害を示しており，多幸感は評価中にすぐに明らかになった．加えて，誇大妄想が明らかにあった．私たちは，Wさんの現在の状態が，彼女が「遭遇する」，「である」，「する」ものではなく，「持っている」ものから最もよく理解できると結論づけた．彼女は，双極性障害という疾患にかかってい

るが，その病因や病態生理はまだ分かっていない．リチウムの再開が，薬物療法としてすすめられるだろう．本 CASE をここで提示したのは，定式化に複雑な CASE を提示するためではなく，他の理由がある．

まず第 1 に，疾患が病気の原因であることが，ほとんど疑いの余地がなくても，生活史の観点から始めることの利点を強調したい．精神科の初学者は，しばしば診断での印象に過度な自信を持つ．4 つの観点を系統的に順序立てて応用することで，患者の病気が疾患によるものであると，飛びついてしまうミスを犯すこと——これは経験豊富な精神科医も犯してしまうことが知られている——から守ってくれるのである．W さんの双極性障害の病歴と現在の躁症状を見れば，病気がライフイベントから直接生まれているとは思わないが，それでも生活史の観点とは関連している．現在のエピソードの生じた時期は，一部は最近あった心臓のストレスと関係しているのかもしれない．繰り返す病気の再発やリチウムの治療効果に対する W さんの洞察の欠如や，リチウムを処方通りに内服しないことは，現在の症状に直接的に関連した生活史でのまた別の要因である．W さんのように症候群として症状が現れていても，患者の状態を生活史の観点から検討していくことが重要である．こうすることで，治療されるべき疾患があったとしても，全人的なケアが必要な患者がいることを，私たちは留意できる．細かくしっかりと病歴を聴取して，その後に生活史の観点から検討すること——4 つの観点からのアプローチの 2 つの重要な要素——が，臨床家と患者を共感的に結びつけ，診断ラベル以上の存在として患者を診られるようになると，W さんの CASE は示している．

ジョンズ・ホプキンスでは臨床研修の一部として，アメリカの精神衛生運動の創始者であるクリフォード・ビアーズが書いた本を読む必要があった．ビアーズとその 4 人の兄弟はみな双極性障害の症状があり，このために 5 人はみな入院が必要となった．嘆かわしい境遇と，ひどい虐待にさらされたことを含め，私立と州立の精神科病院でのビアーズの体験に基づき，ビアーズは自身の病気と受けた非人道的な扱いについて 1908 年の回顧録（邦題：わが魂にあうまで）で著した[1]．ウィリアム・ジェームズの助けもあり，その回顧録はアドルフ・マイヤーを含む医学界の注目を集め支持された．これにより，ビアーズは精神疾患の患者の待遇改善を求めて彼らを擁護していくようになった．ビアーズは，アメリカで初めての外来精神科治療プログラムを立ち上げ，また，ヘンリー・フィリップはジョンズ・ホプキンス大学病院に，総合病院の中にある精神科病棟を初めて立ち上げたのだが，これはビアーズの回顧録がフィリップを後押ししたのである．

私たちも彼の回顧録を生徒にすすめているし，本書の読者にもすすめたい．彼の病歴を学ぶことで，精神病になるとはどういうことなのか，また全人的ケアが必要

なのに受けられないとどうなるのかを，患者視点から深く理解できる．この本を私たちがすすめるのは，双極性障害や統合失調症を含む精神疾患が，人生，家族，地域社会で生じることを，将来の世代の精神科医を含めた全ての臨床家に留意してもらいたいからである．Wさんの病気が何なのかは明らかだが，彼女には病気以上のものがあり，彼女が自身について話すときに，私たちはこのことを常に思い出す．彼女は大学生だったし，妻だったし，そして母であり今も溌剌としている．私たちが耳を傾けるならば，他の患者と同様に彼女には話すべきストーリーがある──ポストニコフ医師が詳細な生活史を聴取し4つの観点のアプローチを用いることで語らせたように──．

まとめ

　Wさんは，薬を再開するのに慎重だった．入院中，Wさんが信頼している老年病科と代替医療の医師の治療チームは，最大の関心事だった薬の副作用について細かく調べた．そしてついに彼女は元の薬（リチウムを含む）を再開することに同意した．その後，彼女の気分は安定し，退院し老年精神科のデイプログラムで経過観察することになった．そして，退院前に以下のやりとりが行われた．

　Wさん，入院生活について，またご自身の病気についてどのように感じられていますか？

　自分が双極性障害で，しかも人生のほとんどの期間，それにかかっていると知っていましたが，私って心の底からロマンチックだし，付き合って面白い人だと思うんです．多くのその道に秀でた人──科学者，芸術家，あなたのようなお医者さんも──がこの病気にかかったことは知っていますわ．この病気は，多くの興味深いことを探索する意欲，好奇心，力を私に与えてくれたんです．双極性障害のない人生を送るという選択があったとしたら，私は断りますわ．だって，おかげで，多くの面で人生が豊かになったんですもの．ただ，一緒に地獄を経験した家族は，これに反対するでしょうけれどもね．

要約

① 役割の導入は，全ての精神科的評価で重要なステップ1である．
② 患者の病気について，疾患が原因であることがほぼ間違いないときでも，生活史の観点から始めることが常に重要である．
③ 治療されるべき疾患があるときでも，全人的なケアを必要とする患者がいる．

Point

- 4つの観点をシステマティックに用いなければ，患者の疾患に気づけても「診断ラベル」を貼ってしまい，全人的なケアの必要性に気づけないかもしれない.

【文献】

1. Beers C. A mind that found itself: A memoir of madness and recovery. Pittsburgh: University of Pittsburgh Press. 1908.

CASE 2
精神病（精神症）症状を呈した青年
生活史と行動が疾患に果たす役割

　Nさんは，22歳の男性で，屋根から飛び降りなさいと命令される声を聞いた後に救急外来を受診し，精神科病棟に入院となった．Nさんは，チャタージー医師が彼の外来精神科医と話すことは同意したが，家族と話すことは同意しなかった．また，チャタージー医師との面接には，しぶしぶではあるが同意した．数日後に，チャタージー医師が彼の父と連絡を取ることに同意したが，他の家族と話すことは同意しなかった．

（チャタージー医師による発言は　　　部）

　Nさん，こんにちは．家族について話すところから始めませんか？あなたのお父様は，今もご健在ですか？

　……はい……．

　そう伺えて良かったです．お父様はあなたと一緒に住まれているのですか？

　……いいえ……．

　どちらにお住まいになっているのですか？

　……ミネソタ（中西部にあるカナダに隣接する州）に……あなたは，父とはお話しできないでしょう……．

　どうして，お話しできないのでしょうか？

（長い沈黙が続き，Nさんはその質問に応答しなかった．）

　ミネソタは，ここデラウェア（東海岸にある州）からは大分離れていますね．お父様とは，よく会われているのですか？

　……いいえ……．

　それから，あなたのお母様は，どちらにお住まいになられているのですか？

　……家に……．

　家はどちらですか？お母様と一緒に住まわれているのでしょうか？

　……家にいるときだけですね……．

（この時点で，Nさんは緘黙し，母について他の質問に答えることはできなかった．チャタージー医師は後に，Nさんの父［精神科的既往歴はない］から，彼の母が30代前半に「神経衰弱」で，精神科に入院したことが一度だけあると知った．そのとき彼は14歳

であり，当時から母は抑うつと不安に苦しんでいたが，治療は拒否していたという．両親は彼が 16 歳のときに離婚している．）

　N さん，お姉さんがあなたを救急外来に連れてきたことは知っていますが，他に兄弟はいらっしゃいますか？

（N さんはこの質問に反応せずに，チャタージー医師から視線を外し，部屋の角にある何かを見ているようだった．N さんは微笑んだ後に，声を立てて笑った．）

　N さん，何かおかしいことでもありましたか？

（N さんは，その質問にも答えずに立ち上がって，くるっと回ってチャタージー医師の元を去った．チャタージー医師は面接を終了し，カルテを読み返し，N さんの外来を担当した精神科医と連絡を取り，その医師から，食器洗い機用の液体洗剤を飲むように命令する幻聴を体験し，6 ヶ月前に別の病院に入院していたことを知った．このことで N さんは，外科的治療と内科的治療を順に受けた後に，その病院の精神科病棟に転科したとのことだった．この入院中に統合失調症と診断され，ハロペリドールと支持的精神療法による治療を 2 ヶ月受けて，幻聴が著しく減少したときに退院し，継続治療は外来担当医のもとで行われることになった．この女性の精神科医は退院 1 週後に一度だけ診察しているが，その後 N さんは診察に現れず，おそらく約 3 ヶ月にわたって内服していないものと思われた．チャタージー医師は，N さんのハロペリドールを再開することとした．次の 5 日，N さんは徐々に改善し，チャタージー医師は正式な精神科的評価を再開することができた．）

　今日，こうして座ってお話ができるくらいに気分が良いことを嬉しく思います．最後にお別れしたところから，診察を始めたいと思います．ご家族について少しお聞きしましたが，そこから始めても差し支えないでしょうか？

（N さんは黙ったまま，ゆっくりと頷いた．）

　良かった，すばらしい．お姉さんがおられるかと思いますが，お姉さんはおいくつですか？

　28 歳で，弁護士事務所で働いています．

　では，あなたのお兄さんについて少し教えて下さい．お兄さんはおいくつですか？

　24 歳で大学生をしています．

（N さんは兄弟と家族の精神的，身体的健康状態について質問され，エジプトに現在住んでいる母方の叔父が統合失調症と診断されているが，それ以外に問題はないと答えた．）

　エジプトのお生まれだと理解していますが？

　はい，カイロです．

　そして，2 月生まれなのですね．

2月15日です.

アメリカに移住してくる前に，どのくらいエジプトに住まれていましたか？

10歳でカナダに引っ越して，14歳でこちらに引っ越してきました.

（Nさんは，周産期，幼年期，小児期の問題について質問され，それを否定した.）

高校を終えたのは何歳のときですか？

18歳です. 入学した当初は全ての教科の成績がAでしたが，卒業時にはそんなに成績の良い生徒ではなかったですね.

卒業してからは，どんなことをしてきたのですか？

夏の間は，庭師の仕事を少ししましたが，今は働いていません. 見つけようとはしているんですが，見つからないんです.

大学に行くつもりですか？

いいえ.

現在，あなたはお母さんとお兄さんと生活していると理解していますが，そうでしょうか？

そうです.

どんなことをして過ごされているのですか？

聖書を読んでいます. 私たちはみな，日曜日に教会に行くんです. キリスト教徒なんですよ──人は，私たちをコプト教徒と呼びますが──.

分かりました. 他には何かされていますか？彼女や彼氏はいらっしゃいますか？

いません.

誰かと最後に恋愛関係にあったのはいつですか？

高校では彼女がいましたが，彼女は大学に行ってしまいました.

あなたは，現在，性的関係がありますか？

いいえ，彼女とだけでした.

少し話題を変えますが，煙草は吸われますか？

ええ.

いつから，始めたのですか？

……14か15歳から.

今，どのくらい吸われていますか？

1箱の半分くらいです.

お酒は飲まれますか？

かつては，毎日ウォッカを半パイント（約237mL）飲んでいましたが，これが起きてからは，飲む事ができないんです.

1日に半パイントを飲んでいたのはいつのことですか？

卒業してからです．声を改善してくれるんじゃないかって思ったんです．2ヶ月くらい試しましたが，効きませんでした．

大麻を吸ったことはありますか？

はい，こちらに引っ越して来たときから始めました．

では，14歳の頃だったんですね．そのときは，どのくらい吸われていましたか？

毎日です．

止めたことはありますか？それとも，今も使っていますか？

今も使っていますが，でも，以前ほどではないです．

今は，どのくらい使っていますか？

たぶん週に1～2回ですが，手に入るときだけですね．

吸うとどんな効果がありますか？

今は，もう，分からないです．初めて吸ったときは，転校生で誰も知り合いがいなかったんです．私はただ友達を作ろうとして，彼らがやっていたので，自分もやってみたんです．最初は，本当にそんなにはまってはいなくて，自分には合わないと思っていたんですが，その後，声が始まるようになると，大麻が声をしずめてくれるように思えたんです．ですが，今では分かりません．大麻にはかつてのような効果はないように思います．今は，他に何もすることがないから吸っているんです．

（Nさんは，その他の違法薬物の使用を否定し，入院時の尿の薬物検査でも大麻のみ陽性だった．）

身体的な状態についてお聞かせ下さい．あなたの記録を見たところ6ヶ月前にかなりの期間入院しているようですが，何があったのですか？

洗剤を飲んで，食道が破裂してしまったんですよ．それを治すのに手術が必要になったんです．ですが，今も飲み込めませんし，これ（胃管を指し示した）で食べないといけないんです．先生方は，食道をもっと拡げようとしてくれたんですが，まだ，うまくいっていないんです．また食べられるようになりたいんですけど．

（Nさんは，他の身体疾患，手術，内服，薬物アレルギーについて否定した．）

外来で診察をした精神科医のL医師のことを覚えていらっしゃいますか？

ええ，もちろん．彼女のことは気に入ったんですが，遠すぎたんです．

他の先生のところには，行かれていますか？

いいえ．

（チャタージー医師が全身状態の評価を行ったところ，次の質問をのぞいて，Nさんは，全ての質問に「いいえ」と答えた．）

そして，今も飲み込み辛いですか？

はい，あれを飲んでからずっと変わりありません．

　この問題が今もあると聞いて残念に思います．さぞかし，お辛いでしょう．またそれに加えて，今でも声が聞こえていると思いますが，それが初めて起きたのはいつですか？大麻を吸い始めてから後に，起きたとおっしゃっていましたが．

　ええ．15歳の頃だったかと思います．そのときは，非常に小さくて，ぶつぶつ言っているような感じで，最初は，無視することができたんです．

　それを初めて経験したときは，どのような感じだったのでしょうか？

　自分の部屋で腰をかけて，くつろいでいるときに，誰かが私にささやいたんです．誰かがからかっているんだと思って，びっくりしたんですよ．その後は，今のようにいつもではなくて……何を言っているかも，そのときは分からなかったし……無視できるくらいに声は小さかったんです．ところが，1年前に声が大きくなり始めて……非常にはっきりと聞こえてくるようになったんです．初めて，そのささやき声がはっきりと聞こえてきたときには，怖かったです．声は，どれもこれも「13日の金曜日」などのような感じだったんです．誰かが私の背後に忍び寄ってささやいているようでしたが，後ろを振り返っても誰もいないんです．それから，毎回は振り返らないようになり，声に慣れた感じになりました．ですが今は非常に声が大きいので，無視できないんです．

　どうして，声が聞こえてくるんでしょうか？

　……いかれているように聞こえるかもしれませんが，私が持っている超能力だと思っているんです．声の主は霊魂で，過去や未来の人と意思を通じ合わせているんです．既視感のようなことも多くあります．初めてお会いしたときに，前世か何かで会ったように感じることもあります．

　いつもは，何種類くらいの声が聞こえてきますか？

　以前は，たくさんの声を聞いていました……5つか6つだったと思いますが，今では，主にそのうちの2つだけですね．一方は悪い声のようで，もう一方は良い声です．悪い声がホスニ・ムバラクの声のように，良い声がオバマの声のように，思うこともありますが定かではありません．これらの声は，細かいことを色々とするように言ってきます．例えば，机から本を取り上げなさいとか，廊下を進んであの部屋に入りなさいなどの馬鹿げたことです．

　その声の通りに従わないとどうなりますか？

　声は，私について話し続けるんです．「ほらね，彼は廊下を歩いているぞ，彼は机から鉛筆を取り上げたぞ」などと言ってきます．

　ムバラクやオバマが物理的にあなたから何百マイルも離れているのに，どうして彼らの声を，聞くことができるのでしょうか？

　……おそらく，それが，私が持っている力の一部なんだと思います．

彼らの発する信号を直接受け取っているように感じますか，それとも，メッセージがあなたに直接伝わってくる感じですか？

本を取り上げなさいという声が聞こえてくるときは，その本を取り上げないといけないんだという考えが頭の中に入ってくる感じです．

それが起きたときは，その本を取り上げるというのは自身の考えですか？それとも，あなたがその本を取り上げなければならないという，外部にある他の人の考えのように思いますか？

それは他の人の考えです．ですから，自分がしたくなくてもするときがあるんです．

ときには，これらの考えに逆らうことができるように思えることがありますか？

はい，でも声が非常に大きいときには，難しいこともあります．あまりにも大き過ぎて私には扱いきれなくなったんです．

ここで，あなたが数ヶ月前に精神科病棟に入院していたときについてお聞きしたいと思います．食道の損傷について教えていただけませんでしょうか？また，どうして，洗剤を飲んだのでしょうか？

声が飲むように言ったんです．声が，飲んでも死なないって言ったので，やらざるを得なかったんです．

診療録を読んだところ，かなりひどい損傷だったようですね．食道が破裂して外科の集中治療室に入院になったと．

今でも食べられません，というのも，飲み込むと食べたものがつかえてしまうんです．そのため，今でもこれがあります（と言って，胃管を指し示した）．

どのようにして，毎日，十分な栄養を摂っているのですか？

蛋白質のシェイクを，朝，昼，晩の3回，管に流し込んでいます．

家にいるときには，管にシェイクを流したり洗ったりするのを，誰かが手伝ってくれますか？

いいえ，自分1人でできますから．

立派ですね！診療録を見ると，初めての入院時から20ポンド（約9.1kg）体重が減っているようですね．非常にやせておられますし，十分な食事を摂っていなかったのではないかと心配しています．栄養士さんに来てもらって，お話をしてもらってもいいですか？

はい，お願いします．

あなたの診療録の記載によると，C医師が食道を修復したようですね．その後，C医師には診てもらいましたか？

いいえ，その予約にも行きませんでしたが，C医師に診てもらうことは必要だと思っています．また食べられるようになりたいと心の底から思っているので．

　もちろん．そのお手伝いはできますよ．食事ができないということは，かなりお辛いでしょうし，管を使って食事を摂るというのも，非常に骨の折れることだとも思いますので．次にお聞きしたいのは，今回どうして病院を受診したのですか？何があったのでしょうか？

　非常に怖くなって，姉にここに来たいと伝えたんです．声が再び大きくなってきたんです．声は，私に，窓から飛び降りなさいと言ってきて，私は家の3階に上がり，窓の方に向かったんです．でもそうしたくなかったので，そのときに姉を呼んだんです．

　前回，精神科病棟から退院したときにハロペリドールという名前のお薬が処方されたかと思いますが，その薬はこうした声の改善に役立ちましたか？

　そう思います．ですが自分で声には対処できるって思っていたんです．つまり声は何年もありましたから．声が本当に問題になってきたのは，最近になってからなんです．

　あなたのおっしゃることは分かりましたが，薬を飲み続けることが重要だと私は考えています．誰かに，統合失調症という疾患にかかっていると言われたことがありますか？

　はい．

　他人が，あなたが統合失調症にかかっていると言うとき，それは，あなたにとってどのような意味がありますか？

　……さあ，分かりません．

精神科的現症：Nさんは端正な身なりの青年で，ジーンズを履きTシャツを着ていた．動きは緩慢であり，腕と足に落ち着きのなさが現れていたが，振戦は見られなかった．良好なアイコンタクトを取っていたが，ときに眼光が鋭かった．発話については，速度が遅く単調で，リズムは普通であり，声は静かだった．また，呂律も回っていた．話は，観念奔逸や連合弛緩で特徴づけられるものではなかった．自分の気分は「良い」と言っており，気分は正常であるように見えたが，平板化していた．生気・感情は低下していたが，自己評価は良好だった．Nさんは，受動的に死を望むことがあると述べたものの，希死念慮，他殺念慮の存在は否定した．また，幻聴があると述べたが，幻視，幻臭，幻味，幻触については否定した．考想伝播，思考吹入の他に追跡妄想があり，また自分が時間を旅することができると信じていた．強迫観念，強迫行為，恐怖やその他の不安症状についても否定した．知性は平均以上で，知識の蓄えは素晴らしいものがあり，抽象的に考えることもできた．MMSEは28/30で，日付と何階にいるのかが解らなかったため減点になっている．精神疾患に対する洞察は不十分だったが，判断に対する洞察はまずまずのところだった．

///// 考察

ステップ 1：役割の導入 ··

　本 CASE 以降の症例提示では，役割の導入の部分を割愛したり短縮したりしているが，どの患者に対してもこの段階を踏んでいることを強調しておきたい．

ステップ 2-4：病歴，精神科的現症，周囲からの情報 ·················

　N さんはエジプトで生まれ，10 歳でカナダに移住し，14 歳でアメリカに引越してきた．物静かで内気であり，エジプトやカナダで育っていた頃は，行動の問題は認められなかった．アメリカに引越してきてから，母が抑うつと不安に苦しむようになったが治療は受けていなかった．この頃から，N さんは煙草や大麻を，毎日吸うようになった．16 歳で彼の両親が離婚し，父はデラウェアからミネソタに転居し，以来，父とはほとんど接触がない．21 歳で深酒をするようになり，それが 2 ヶ月ほど続いた．また，大麻を継続して吸っており，現在では週に 2 回程度である．

　N さんには，大麻の常習的な使用という状況で，7 年の精神疾患の病歴がある．当初，この病気は幻聴が主体だったが，過去 1 年に，幻聴は大きくそして明瞭になり，いよいよ N さんに苦しみを与えるものとなった．6 ヶ月前に N さんは，命令する幻聴に従って食器洗い機用の洗剤を内服し，食道が腐食したため，外科的，内科的治療が必要になった．リエゾン精神科医の診察を受け統合失調症と診断され，ハロペリドールによる治療をすすめられた．その後，精神科病棟に転科し，薬物療法は継続され，行動療法が開始された．精神科病棟で 4 週が経過し，その病院に入院してから 2 ヶ月が経過した頃には，幻聴は減ったものの，他の症状（例えば，社会的引きこもり，思考形式の障害，思考途絶，感情の平板化，誇大妄想など）は，ほとんど治療に反応していなかった．N さんは退院し，外来での薬物療法と行動療法の継続のため L 医師を紹介された．N さんは L 医師とのインテーク面接（初回面接）に現れたのみで，大麻を週に 1〜2 回吸い続けていた．

　今回の入院の 3 ヶ月前かそれ以前に，N さんは抗精神病薬を断薬し，入院の 2 週前には，奇妙な行動をするようになった．今回は，窓から飛び降りるよう命令する幻聴が再び始まった．それを姉に言ったところ，診察を受けさせるために姉が救急外来に連れてきたのである．入院時の認知機能に問題はなく，また精神症状は意識清明下で生じていた．

　注目に値することとして，N さんは当初家族の誰かと連絡を取りたいというチャタージー医師の申し出を断ったが，チャタージー医師は N さんの信頼をついには勝ち取って，父と話す同意を得ている．これにより，症例を定式化し治療計画を立て

る判断基準となる面接の妥当性が高まったのである.

ステップ 5：各観点からの検討 ···

▶生活史の観点

場 ──→ 順序 ──→ 転帰 ·········

　N さんの症状には，思考形式の障害，無感情，社会的引きこもり，感情鈍麻，誇大妄想，命令したり行動を説明したりする幻聴があった．これらの症状は，アメリカへの移住，母の病気，両親の離婚，現在のストレスが原因で生じたとは考えにくい．それでもなお，N さんの人生で生じたこれらの出来事は全て，症状の発症や再燃に先立っている．精神症状は，移民や精神疾患を持つ親の子に多いし，転居，両親の病気や離婚（もし，それが嵐のように激しいものであれば）の後に生じやすい．また，食事が口から摂れないといったような継続中のストレスがあれば，もちろん症状の悪化や再燃は起こりやすい．本 CASE で生活史の観点は，N さんの病気の進展，発症の時期，病気の継続，さらには直近の再燃について説明するのに役立つかもしれない．しかし，生活史による説明は N さんの精神状態の本質，原因，その症状をしっかりと説明するのには不十分と考えられる．このような一連の出来事の後には，悲しみや喪失感はあるかもしれないが，誇大妄想や命令する幻聴はないものである．

▶特質の観点

潜在因子 ──→ 誘発因子 ──→ 反応
（パーソナリティ）　（生活環境）　（神経症的症状）

　本 CASE では，N さんの人となりについての考察を，知的な側面に限定したい．その人生を通して知的な青年であるため，この知性という特質の極端なところに N さんがいるとは思われない．また，小児期や思春期の人となりとは一致しない精神症状を N さんは呈しているが，これらの精神症状と彼の普段の態度や行動には隔たりがある．奇妙な考え，感情，そして行動を呈する他の症例と同様に，N さんの病気の様相はこの特質の観点から説明することはできない．というのも，この観点は変わることのない本人の特性に基づいているため，行動を説明し命令する幻聴のエピソードは，この観点からの論理で説明できない．よって症状は人となりから生じておらず，この特質の観点から最も良く理解されるものではないと結論づけられる．

▶行動の観点

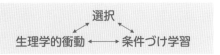

　患者がある目的を達成するために，生来のあるいは獲得された行動を繰り返しているようであれば，現症の一部あるいは全てはこの観点で説明される．本 CASE では，N さんはある一定の行動パターンを取っていたし，今でもそれを行っている．つまり，大麻を 14 歳から 18 歳まで毎日，18 歳から現在まで週に 2 回使用している．18 歳で 2 ヶ月にわたって深酒している．多幸感を得るために大麻とアルコールを使用してきたが（すなわち，目的指向性の行動），幻聴の苦しみから逃れるためにも使用してきた．N さんの反復的な大麻の使用は，ある一定の目的を達成するために行われており，また現在の症状の原因と部分的には関連していると思われる．N さんの精神状態は，大麻使用に関連した中毒や離脱に典型的なものではないため，大麻依存では直接的に説明できない．それでもなお，大麻を使用する人の一部は精神病を発症する危険が高いのである[1, 2]．

▶疾患の観点

臨床症候群 ──→ 病理学的過程 ──→ 病因

　これまで分かっていることに基づくと，N さんの病気を説明するのに，疾患による理由づけが最も適切であるように思われる．疾患の観点から最も良く説明される精神疾患には「きちんと働いていない部分」，つまり脳の構造や機能の異常が想定される．私たちは，インスリンで補正される糖尿病の例のように，抗精神病薬で補正される特定の脳の異常を統合失調症で示すことはできない．しかし見る限り，N さんの幻聴はハロペリドールを断薬してから再発している．何年にも及ぶ未治療の期間に幻聴が強くなっていることと併せ，脳の疾患から現在の症状を説明できると示している．彼の症状は非精神科的疾患やいくつかの精神疾患と同様に，ひとりでに生じたのである．統合失調症の臨床症候群を説明するのに，疾患による理由づけをさらに支持するものとして，脳機能不全や構造異常の明らかなパターンを示唆する脳画像研究や，病因の可能性として脳の発育不全を示唆する動物実験などの研究がある[3]．

ステップ 6-7：定式化と治療計画 ……………………………………

　CASE 1 の W さんの CASE と同様に，N さんの CASE は診断的ジレンマに陥るような症例ではない．統合失調症の臨床症候群を呈しているが，これは何世紀にもわたって記載されているものであり，彼が「持っている」ものとして最も良く理解

されるものでもある．徴候と症状の一群は，彼が「遭遇する」，「である」，「する」ことから生じたもののようには思われない．当初は思考にまとまりがなかったため，面接は困難だった．自発的な発話は当初ほとんど見られず，その後さらに自由に話すようになったが，話は曖昧で深みがなかった．幻聴は治療とともに消退したが，感情は平板化し無感情なままで，両価的であり，目立たないが妄想的でもあった．知覚と思考の変化が主な特徴で，慢性的に悪化していく病状についてNさんは語った．面接では誇大妄想を認めたが，躁状態に特徴的なものではなかった．彼の話す妄想は，彼が体験した幻聴という現象を説明しようとして生じたもののように思われる．統合失調症の病因や病態生理は未だ分かっていないが，4つの観点からのアプローチを適用し統合失調症が最も考えられると結論づけられたので，抗精神病薬の再開が薬物療法としてすすめられる．

　私たちは複数の理由から，NさんのCASEを提示した．第1に，精神科的評価で最も役立つと私たちが考えている原則，つまり「解釈する前の観察」について説明したかったのである．Nさんの生活史は，ある状況での物事が生じた順序を記している．すなわち，ほとんど友達のいない新しい国に移住し，彼の母は入院を必要とする精神疾患を発症し，その後に幻聴が生じたのである．初学者にとって新しい出来事を，それに先立って生じた出来事と関連づける（例えば，幻聴が始まったことと転居や母の病気を関連づける）ことは非常に魅力的である．大麻使用やハロペリドールの幻聴への効果を聴取する前に，あるいは病歴や精神科的現症をとるための観察をする前に，生活史が症状の原因と決めつけているとすれば，それは観察をする前に決めつけているのである．4つの観点からのアプローチの強みとして，複数の概念を系統的に順に適用する点があり，これにより観察する前に決めつけてしまう傾向を防げる．

　Nさんの幻聴と妄想は奇妙なもので，全くの初学者だったとしても，おそらく症状を生活史で説明することはないだろうが，全ての症例が（後のCASEで見ていくように）このレベルで分かりやすいわけではない．Nさんは生活で重大な出来事を経験しているが，生活史の観点は病気そのものというよりは，病気の内容や発症の時期を説明するのに適しているだろう．幻聴（聴覚刺激がないのに聴覚を感じとること）の一般的な形態は，人によってほとんど変わらないが，それぞれの形態や内容は，当人には非常に固有だったりする．エジプトの前の指導者のホスニ・ムバラクの声というNさんの幻聴の固有の形態と内容は，Nさんの過去や現在のライフイベント，例えばエジプトの伝統や，近年エジプトで起きた革命などと関係しているのかもしれない．症状固有の形態や内容は多様だが，これはライフイベントにより形成される．Nさんの幻聴が生じた時期は，移住や母の病気によるストレスなどの

ライフイベントで，部分的に説明できるかもしれない．病気そのもの，抗精神病薬の治療効果，ハロペリドール断薬の結果に対する洞察の欠如と合わせて，持続的な大麻使用や両親の離婚は，精神状態と関連する生活史のまた別の要因なのである．

　Nさんの CASE を提示した第2の理由は，行動が病気の発症への影響を示すだけでなく，その経過への影響を本 CASE が示すからである．18歳以前の大麻の使用は，精神病症状と精神病のリスクを有意に高め，統合失調症の発症年齢を有意に下げる[1, 2]．Nさんが大麻を全く使用したことがなかったら，あるいは18歳以降になって使用したとしたら，彼の精神症状の発症が遅れたのか，あるいは全くもって発症しなかったのか知る術はない．とはいえ研究では大麻の使用，とりわけ18歳以前の使用と統合失調症の発症には明らかな関連がある．

まとめ

　Nさんは，薬を再開することに同意した．入院中に栄養士と外科医の診察を受け，最終的に胃管を抜くことを目指し，嚥下リハビリテーションに取り組んだ．その後，幻聴は安定し退院となりL医師による外来治療と，日中の心理社会的リハビリテーションプログラムを受けていくこととなった．それに加え大麻を使用しないこと，また使っていないか調べるために，尿検体を毎週提出することに同意した．

要約

① 決めつける前に観察すること．
② ライフイベントは症候群自体を形成すると同時に，症候群の特徴を決定づける．
③ 行動は，精神疾患の発症を促しそれを持続させる．

✓ Point

● 4つの観点をシステマティックに用いなければ，観察する前に生活史が原因と決めつけてしまったかもしれない．また行動（本 CASE では大麻使用）の影響を見逃してしまったかもしれない．

【文献】

1. Dragt S, Nieman DH, Becker HE, et al. Age of onset of cannabis use is associated with age of onset of high-risk symptoms for psychosis. Can J Psychiatry 55(3): 165-171, 2010.
2. Gonzalez-Pinto A, Vega P, Ibanez B, et al. Impact of cannabis and other drugs on age at onset of psychosis. J Clin Psychiatry 69(8): 1210-1216, 2008.
3. Rapoport JL, Addington AM, Frangou S, Psych MR. The neurodevelopmental model of schizophrenia: Update 2005. Mol Psychiatry 10(5): 434-449, 2005.

CASE 3
母の過量服薬

生活史と特質

　小さな研究病院に勤める精神科医であるデイヴィス医師が，医学部 3 年のダーシーから 37 歳の叔母，メリッサ・E を精神科で診てもらえないかと電話を受けた．ダーシーは状況を次のように表現した「私の叔母はいつも明るくて，悲しいとかそんなふうに見えることは決してなかったんです．でも 6 ヶ月前に失業して，それを誰にも言いませんでした．経済的にすごくストレスで，ついに先週ゾルピデムを過量服薬してしまったんです」．

　デイヴィス医師は E さんを診察することに同意し，また彼女の同意で E さんのパートナーとも話をする．

（デイヴィス医師による発言は　　部）

　E さんこんにちは．私はデイヴィスと申します．お会いできて嬉しいです．

　診察していただいてありがとうございます．ダーシーが素晴らしい医者だとすすめてくれました．

　ダーシーは素晴らしい学生でした．彼女と仕事をするのが本当に好きでした．素晴らしい医者になるでしょう．でも私が知りたいのはあなたの調子はどうかということです．

　大丈夫です．薬を飲んでしまったとき，私はいろいろな人が本当に怖かったのです．でも今は完全に普通に戻ったと思います．

　最近何が起こったのかの前に，最初にあなたがどんな人か，今までどんな生活をされたかを少し知りたいと思います．そうすることで，どういう状況で何が起こったかを理解することができると思います．精神科医に今まで診てもらったことはありますか？

　いいえ．誰も私にそんな必要があるなんて考えたことはなかったのではないかと．

　誰かに診察してもらう必要があると考えたことは？

　ひどい夢の中ですらなかったですね．起こったことについては私が 1 番驚いています．

　そうですか，とにかくお話をする機会が持ててとても嬉しいです．まず家族のことについて教えていただいてもよろしいですか？

そうですね．彼らは年老いていますがうまくやっていますよ．70 代にしては，という意味です．大きなコンドミニアムをチャールストン（ノースカロライナ州の町）に買いました．

彼らにときどき会いに行きますか？

しばしばですね．両親は今週，私を気にしてやって来るのです．あの件で両親もかなりびっくりしているんじゃないかと思います．

それとお姉さんがいるとおっしゃいましたね．彼女との関係はどうですか？他に兄弟はいますか？

いいえ．2 人だけです．私たちはとても仲が良くて，彼女は 15 ヶ月だけ私より年上でした．彼女はうつ病でした．

うつ病は誰かに診察してもらったんですか？

ええ．彼女はひどく落ち込んでいました．特に 1 番下の子どもが生まれてからは．彼女は 4 人子どもがいるんです．それで産科の先生が彼女に薬を出したんです．いつもテレビで見るやつです．それで幻覚が出ちゃったみたいなんです．

なるほど．他にご家族で精神的な問題，ドラッグやアルコールの問題，自殺未遂などありますか？

いえ，姉以外は誰も．自分の考えを家族で話すことが全くなかったので．

他に医学的な問題がご家族にありましたか？

母はペースメーカーを数年前に入れました．でも他にはないです．全体的に我が家は本当に健康です．

（E さんは出生と幼児期の問題について聞かれたが否定した．）

そうですか．あなたが子どもの頃はどんな感じでしたか？

いつも良く振る舞っていましたね．家族が私を誇りに思ってくれるように最大限努力しました．私立の学校に行ってまあまあ良い点を取りました．サッカーをして肉体的にはかなり活動的でした．お酒を飲んだりタバコを吸ったり，そういうのはしませんでした．父は元軍人で私たちに非常に厳しかったんです．

高校でデートをするか恋人がいたりしましたか？

ああ，主に私のガールフレンドと出かけていました．でも私はそれで良かったんです．私は同性愛者なんですよ．

あなたの性的指向についてはいつ気がついたのですか？

小学校のときから知っていたと思います．小学 1 年生と 3 年生のときの先生に恋をして──どっちも女性でした──．それで高校で，周りがジョニー・デップに夢中になっているときに，私はマドンナを夢に見ていました．みんな知っていたと思います，本当に．父も私が伝えたときに驚いていたようには見えませんでした．

いつですか？

高校 3 年のときです．卒業パーティーのデートに誘おうとからかってきた人たちがいて，もうこれ以上はダメだと思って伝えました．

高校を卒業してからどうしましたか？

ストレートにバージニア工科大学に行ってビジネスの学位を取りました．あそこは本当に好きでした．卒業してからそこの会計部門でずっと，2 年前にビデオゲーム会社に転職するまで働いていました．

高校時代は酒やドラッグはしなかったとおっしゃいましたが，大学ではどうでしたか？

1 学期だけ，3 年生の秋にたくさん飲んだ時期があります．ビールを 2～3 本飲んでいたことがあって，体重が増えることに気づいたのでやめました．

やめるときに問題はなかったですか？あるいは飲んでいるときに問題があったことは？

いいえ．トラブルにはあったことがないです．私はたいてい友達と夕食後にちょっと出かけるだけでした．大きなパーティーも行ったことがないです．体重が増えてからすぐにやめました．全く問題には気づかなかったです．

手が震えたりアルコールをほしがったりすることに気づいたことは？

そういうのは全くないです．

ドラッグは？

ドラッグは何も使ったことがないです．ああいうものは全く信用していないので．大学からは酒もほとんど飲んでいないです．私は走って頭をクリアにするのが好きなんです．

それを聞けてよかったです．パートナーについて教えてもらってもいいですか？いつあなたたちは出会ったんですか？

もちろん．シェリーにはバージニア工科大学の 3 年生のときに出会って，卒業してすぐに一緒に暮らし始めました．彼女が一緒に暮らした唯一の人です．今までずっと一緒にいて幸せです．彼女はまだ今回の出来事にかなり怒っていますが，私はよく理解できていません．私たちは家や何かを失ったわけではないのに．おそらく彼女は私が職を失ったことを伝えてなかったのでびっくりしたんだと思います．職を失ったのは私もびっくりしましたが．

お子さんはいますか？

女の子が 1 人と男の子が 2 人です．娘のキャシーは 11 歳で，息子のロビーとケンは 9 歳と 7 歳ですね．シェリーの兄弟が父，精子のドナーです．子どもたちは元気にやっていますよ．とってもいい子だし，学校の成績もいいんです．シェリーは子ど

もたちが小さいうちは家にいたんですが，ここに引っ越してきて1番小さい子が幼稚園に入ってからは教師の仕事を再開しました.

彼女は家にいるのが好きでしたか？

彼女は教室から離れて少し休めることはもちろん喜んでいましたが，3人の子どもができてからは戻るつもりだったと思います.

シェリーは仕事が好きでしたか？

ええ，とても好きでした.中学生と働くことが大好きでしたが，校長がひどかったんです.ひどい学校でした.

それとあなたはビデオゲームの会社で働いていましたね.

そうです.本当に素晴らしい会社でした.素晴らしすぎて国内で1番大きいゲーム会社に買収されてしまいました.その会社がフルタイムの会計スタッフを抱えていたので，私はクビになりました.あの仕事は本当に大好きで，そしてあの会社のお陰で私たちは引っ越して家を買うことができたんです.考えたこともないほどの収入を得て，エンターテインメント業界にいることがとても好きになりました.バージニア工科大のときからは大きな変化でしたね.

そういえば，あなたは銃撃事件（注 2007年に発生し，32名の被害者を出したバージニア工科大学銃乱射事件のこと）のときにバージニア工科大にいたんですね.それは恐ろしい経験だったでしょう.

私は隣の建物にいて，銃声が聞こえました.あれはトラウマでした.叫び声が聞こえて，ヘリコプターが見えて，出入り禁止の建物に閉じ込められて，窓の外を見ると死体が運びだされていたんです.みんな泣いていて，それからみんなの表情は…….

あなたは本当に近くにいたんですね.トラウマとはどういう意味ですか？

よく分かりません.そうみんなが言ってたんです.

なるほど，あなたに影響は何かありましたか？寝付きが悪くなったとか，悪夢を見たとか？

いいえ，でも私は昔からこういうことをうまく処理できる人間だったので，この事件に悩まされないことを不思議には思いませんでした.私が事件のことを絶対に話さなかったのは少し変だとみんなが思っていたようですが，でも何を言うことがあるんでしょう.あれはもちろん恐ろしい悲劇でした.でも……犯人は自殺したからあの事件がまた起こるわけではないし，シェリーは私より気が動転したと思います.彼女はそこにいなかったけど.殺された子どもたちやその家族みんなには気の毒だと感じました.でも，私が言いたいのは，私が同じ建物か何かにいたような感じがしないんです.

でも，あなたは本当に近くにいましたと.

JCOPY 498-22960

　ええ，いました．最終的に私たちも建物と，大学全体から脱出しました．うちに帰って残りはテレビで見ていました．とても過激なことだと思いました．犯人は気が狂っているに違いないです．あれ以上に被害者が増えなくて良かったです．そしてあの子たちの両親は本当に気の毒だと感じました．でも私は泣いたりしませんでした．そして恐怖を感じたことはなかったです．

（Eさんは特に大きな医学的問題，手術，内服薬，あるいは薬のアレルギーがなかった．）

　いくつか追加の細かい質問をして，あなたのことをもっと理解したいと思っています．

　どうぞ．

　あなたは全体的に楽観的ですか？それとも悲観的ですか？

　それは簡単です．家族は私のことをいつも永遠の楽観主義者と言いますし，事実その通りです．

　あなたは疑いやすいですか？それとも信じやすいですか？

　間違いなく信じる方です．いつも他の人が気にしていることを元に，物事を決めてしまいます．みんながとてもフレンドリーで心の広い南部で育ったからじゃないかしら．

　気持ちが落ち着かない人だと思いますか？それとも落ち着いた人ですか？

　もちろん落ち着いています．のんきでのんびりしてますよ．

　心配性ですか？それともあまり気にしないですか？

　そうですね，私はもう少し心配するべきとシェリーは考えているでしょう．私は多くのことを気にしたことがないんです．

　あなたは自分の感情を表に出す人ですか？それとも抑える人ですか？

　中くらいだと思います．

　あなたは自分を依存的だと思いますか？それとも自立していると思いますか？

　よく分からないです．自分では自立しているかと思います．自力で自身を引き上げるのが好きです．文句を言うのは好きではないので．

　あなたは注意深いですか？それとも衝動的ですか？

　これもその真ん中だと思います．

　寛大ですか？それともケチですか？

　間違いなく寛大ですね．それが私の問題点とは思いますが……．

　あなたは自分をリーダータイプと思いますか？それともついていく人と思いますか？

　おそらく少しリーダー寄りかな．

　あなたは孤独なタイプですか？それとも社交的なタイプですか？

　私はとても社交的です．ワイルドになるとかではないですが，人々の周りにいるのは好きです．パーティーや，エンターテインメントとか，他のものも好きです．

　自分を我慢強いと思いますか？それとも我慢がきかないと思いますか？

　3人も子どもがいたら，我慢強くなるしかないですね．何が起きても私はたいてい落ち着いてますよ．シェリーと私はどっちも本当に我慢強いと思いますよ．

　あなたは厳格な人ですか？それとも自由な人ですか？

　子どものことですか？

　ええ，それと全体的にも．

　そうですね．子どもたちを甘やかしているところはあるかもしれません．おもちゃやゲームで．でも毎晩私たちはご飯を一緒に食べるのですが，子どもたちにテレビを見せたり，就寝時間を決めたり，そういうことについては厳しいです．私たちがお仕置きしたりするわけじゃないんですが，彼らは口答えしない方が良いと知っています．友達に対してよりは子どもに対して，よりさらに厳しいと思いますが，全体的にはそんなに厳しくないですよ．申し上げた通り，私はかなりのんきなんです．

　あなたは自信家ですか？それとも自分を疑いますか？

　私はいつもかなり自信があります．

　あなたは頼れる人ですか？それとも頼れない人ですか？

　間違いなく頼れる人間です．

　不安な人ですか？それとも落ち着いている人ですか？

　私の友達はいつも，私が子どもといるととても落ち着いていると言っています．でも違うんです．あまり心配しないだけなんです．間違いなく落ち着いていますが，姉は私がもっと心配性になるべきと思ってますね！

　あなたは敏感ですか？それとも鈍感ですか？

　その間のどこかにたぶんいますね．少し鈍感な方かな．

　きれい好きですか？それとも汚い方ですか？

　経理をするにはかなりきっちりしていないといけませんよ．少なくとも私はそうです．でも私は片付けマニアとかそういうのではありません．ただ，物が見つけられる場所に置いてあるのが好きなだけです．

　自意識が強いひとですか？それとも他人の目は気にしませんか？

　うーん，その間のどこかですね．いや，やっぱり自意識が強いとは思いませんね．

　質問に答えていただいてありがとうございます．最後に1つ，広い意味の質問をさせて下さい．最近起こったことについて教えていただけますか？今話したいと思うことだけで結構です．あとでまた戻ることもできますし．

　ええ，簡単に話を始めるなら，私は自分の問題を扱うのに慣れているんです．この

問題も自分で扱おうとして，失敗しました．ゲーム会社が買収されたとき，私は解雇されました．私はシェリーにはこのことを伝えないと決めました．そんな感じの単純なことです．

　解雇されたのはいつですか？

　6ヶ月前です．新しい仕事がすぐに見つかって，そしたら彼女にすぐに伝えようと思っていました．

　彼女はあなたがまだ働いていると思っていましたか？

　そこですよね，でもそんなにひどいものではなかったんです．仕事をしてるふりをして家を出たとかそういうのじゃないんです．仕事へは普段着で行くので朝ドレスアップする必要もありませんでした．彼女は私より先に家をでるので，私の仕事についてそんなに話し合ったことはありませんでした．子どもたちのことでも結構忙しかったですし．

　しかしあなたはお給料をもらっていませんでしたね．

　もらっていませんでした．でも経理として，私は家計をいつも管理していました．だからシェリーも私が手伝いを求めなければ私に管理を任せていました．手伝いを求めることはありませんでしたが．私たちが引っ越して，おそらく必要以上に大きな家を買いました．家は私の名義でしたが，彼女は私に毎月幾らかのお金を支払ってくれて，それから私たちには学生ローンもあって，クレジットカードの借金も……．なんとか全てをやりくりしようとしばらく試みたのですが，家の支払いをできなくなるのは時間の問題だと分かりました．そしてついに借金取りが電話をし始めたんです．そして先週，銀行からも家を差し押さえると脅されました．最近は全てがとても大変でした．

　このことをシェリーと話し合ったことはありますか？

　いいえ．彼女を心配させたくなくて，それから私が仕事を見つけて，状況をいくらか良くできると思ってましたから．ギャンブルをしたり，違法なことをしたり，無駄遣いしていたわけじゃないんです．ただ「少しだったらなんとかするわ，いつもそうしてきたから」と考え続けていたんです．でも銀行から電話があったとき，私には解決できなくて，シェリーに全てを話さなければいけないことに気づきました．

　彼女は全く知らなかったんですか？

　全くです．私は仕事を見つけて全てうまくいくと思っていました．ちょっとおかしいのは分かりますが，それが私の考えだったんです．でも銀行から電話がかかってきてから，私はパニックになりました．あの夜は眠れなくて，解決策が全く見つかりませんでした．次の朝，全てどこかにやってしまいたくて，シェリーの睡眠薬をいくつか飲んだんです．

　ゾルピデム？

　そうです.

　どれくらい飲んだんですか？

　ボトルに残っているだけ全て飲みました. 数は分かりません. たぶん 20……分か
りません. シェリーは睡眠に問題があるときにときどき飲んでいました. それほど頻
繁じゃないですが.

　死のうとしたんですか？

　そうじゃないと思います. 死にたかったわけではないです. 彼女と子どもを愛して
いたので死ねませんでした. だから薬を飲んだんです. ものすごく恥ずかしかった.
失職してローンを滞納していることを伝えるなんてうまくできませんでした.

　それで, 薬を飲んでどうなりました？

　ベッドに行って眠りました. 次に覚えているのは救急外来にいたことです. シェリ
ーが子どもと家に帰ってきて, 意識を失っている私を見つけました. 彼女が救急車を
呼びました. そして私は病院に連れて行かれて, 精神科病棟に 2 日いました.

　子どもたちの様子はどうでしたか？

　彼らは私のことを心配していました. そんな姿を見せてしまって私は本当に後悔
しています. それが今回 1 番まずいことだと思っています. 良かったことは真実が表
に出たこと. 表に出て私はとても幸せです.

　あの夜よく眠れなかったとおっしゃいましたが, その前 1 ヶ月くらいで睡眠や食
欲に問題はありましたか？

　いいえ, いつもよく眠っていました. あの夜だけ眠れなかったです. 食事はいつも
摂れていました.

　エネルギーはどうですか？変化はありましたか？

　いいえ. あの朝は走りに出かけていましたし, 気分もいつも通りでした. 本当に銀
行が電話をかけてくるまで何もありませんでした.

　集中力はどうですか？

　良かったです.

　それと過量服薬の前に, 自分のことを嫌に感じましたか？そうあるべきではない
のですが, 自分を悪い人間と感じたり, 何か失敗したと感じたりしましたか？

　いいえ, 申し上げた通り, 全てうまくいって新しい仕事もすぐに見つかると思って
いました. しかし仕事を得るのは大変でした. そして一度銀行が電話をすると, 私は
今の見せかけをこれ以上続けることはできないと悟りました. 嫌な気持ちでした. 子
どもにも, 家族にとっても役立たずのような. だからあんなことをしたんです. 彼ら
を落ち込ませることに正面から向き合えなかっただけなんです.

その朝はパニックになったと言いましたが，その前に心配したり不安になったりしたことは全くなかったですか？

全くなかったです．私が全てうまく行くと本当に思っていたと言っても誰も信じないみたいですが，でも本当なんです．

あなたがパートナーに話さなかったのは彼女を心配させたくないというのは分かりましたが，誰かに話しましたか？

いいえ．シェリーが1番の親友ですから．彼女に知らせないことを誰かに知らせるなんてことはしません．

（Eさんに待合室にいてもらい，Eさんの同意を得てデイヴィス医師は彼女のパートナーであるシェリーさんと電話をした．シェリーさんは彼女が楽観的で，信頼が置け，のんきで自立しており，寛容で自信があり，落ち着いていて，頭の中が整理された人間であると話した．シェリーさんはまた彼女はのんきであるが，典型的なむこう見ずや衝動的な人間ではないと言った．シェリーさんは彼女のことを「ストイック」な人間で，バージニア工科大学での事件などの出来事を「うまく消化しすぎる」と思っている．シェリーさんは彼女が合法または違法な薬物を悪用，乱用していないと証言した．）

シェリーさん，何が起こったかについてのあなたの考えをお聞かせいただけますでしょうか．

先週まで，私は全てが問題ないと思っていました．子どもや仕事で忙しくて，でも日常から外れたことが起こるようには全く見えませんでした．彼女はいつもと同じように見えました．普通じゃないことは何もありませんでした．

あなたは彼女の睡眠や食事の変化に少しでも気が付きましたか？

いいえ．彼女はいつも岩のように休んで――私より良く眠り――ます．そして彼女は料理がうまくて，いつも私たちに素晴らしい料理を作ってくれてそれを彼女自身もよく食べました．たぶん彼女がよく走っているのは，食べたいものをなんでも食べたかったからなんでしょう．実際，食べてましたね．

それであの朝は何があったのですか？彼女はどんな様子でした？

ええ，彼女は少し黙りこんでいるように見えました．それで私は彼女に気分が大丈夫か聞きました．気持ちが悪いとかそういうことかと思っていました．でも彼女は大丈夫と言いました．それだけです．彼女にいつも通り別れのキスをして，子どもたちと私は学校に行きました．

それから？

私が家に帰ったとき，彼女はベッドで意識を失っていました．空になった薬のボトルがそこにあって，私は救急車を呼びました．そして病院で，精神科入院が必要だと判断されました．そのとき彼女は私に何が起こったかを教えてくれました．彼女が失

業したと.

　そして？

　私は猛烈に怒りました. まだ怒っています. 信じられない！幸い, 両親が助けてくれたおかげで家にいることはできましたが, でも……彼女が私に仕事に行っていると嘘をついて, 混乱したように見えなかったのは全く信じられません. どうやって彼女は私にそのことを秘密にしていたのか本当に理解できません.

　あなたはかなり怒っているようですね.

　本当にそうですね. このことに対処するためだけに診察を受けてますから. 彼女を許せるかどうか分かりません. ただ, 全く理解できません…….

精神科的現症：Eさんは整容と注意の保たれた, 協力的な女性で見た目は年齢の通りである. 静かに椅子に座り, 良好なアイコンタクトを面接中に取ることができ, 振戦やチックは見られない. 歩行は正常で明らかな幻覚はない. 全ての質問に適切に答え, 答えには時間がかからず, ほとんどは的を射た答えである. 彼女は少し雑談をしながら, あまりトーンの変わらない声で話すが, 発語量と声量は正常である. 明らかな思考障害や失語はない. 自分の気分を「ふつう」と表現し, 情動は変動なく安定している. 希死念慮および殺人の考えを否定し, 自殺企図と借金について罪悪感はあるが妄想的ではない. 望みを失っているわけではなく, 誇大妄想も被害妄想も否定する. 幻覚, 強迫観念, 強迫行為, 恐怖はない. 見当識は保たれ, 知識も豊富でMMSEは30/30である. 知性は平均よりも上と評価される. パートナーを騙すことが関係に与えるインパクトについての洞察は悪く, またパートナーに話をして助けを求めるよりも過量服薬という選択を取るなど, 判断力は低下している.

▨▨▨ 考察

ステップ2-4：病歴, 精神科的現症, 周囲からの情報 ⋯⋯⋯⋯⋯⋯

　Eさんは姉妹2名中第2子として, 安定した比較的裕福な家庭に生まれた. 幼少期, 青年期に特記すべき出来事や慢性的な家族不和はなかった. 彼女は良い学生であり, サッカーチームに所属し, 高校時代は何人かとデートをしたが, 性には活動的ではなかった. また酒やドラッグも避けていた. 特に衝動的でもなく, 異常に心配性でもなかった. 思春期の発達の問題に対処することができ, 同様に同性愛への志向も感情的に安定した状態で対処することができている. 大学では短期的に酒をたくさん飲んでいたが, 体重増加を認識し飲酒をやめている. 大学ではビジネスコースで良好な学業態度で, 社交的であり, 大学3年でパートナーに出会った. 大学

卒業後，経理として安定して就労し，現在 7 歳から 11 歳までの 3 人の子どもがいる．過去 15 年で様々な転機をくぐり抜けてきた（例えば成人すること，家庭でのパートナーシップ，母になること，就職）．32 人が殺され多くの人が怪我をした職場での銃乱射事件への反応に，パートナーと姪は驚いたと言う．

　事件から 2 年後，E さんは転職し，家族と家を買い，新しい州へ引っ越した．その後，職を失い，借金が膨らむことになったが，食事や性的衝動，気分，エネルギー／モチベーション，集中力，あるいは未来への見通しは変わらなかった．ほぼ毎日走ることを楽しみ，過量服薬の前日も走った．銀行からの家を差し押さえるという電話があり不安になった日の前夜までは，睡眠に問題はなかった．自分を傷つけようという思いはなかったが，自分が 6 ヶ月職を失っていたことと，それによる経済的な問題をパートナーと子どもに伝えることから逃げたいと考え，翌朝ゾルピデムを過量服薬した．

ステップ 5：各観点からの検討

▶生活史の観点

場──→順序──→転帰 ………

　バージニア工科大学での虐殺まで，E さんは尋常ではないストレスに出会ったことはなかった．しかし，銃撃の日に彼女は直接，そして個人的に一連の出来事を目撃し，結果として多くの人が死に，傷つくのを目の当たりにした（そしてもしかすると彼女も死んだり負傷したりしたかもしれない）．出来事の異常性と，彼女がその出来事に非常に近くにいたことは DSM-IV-TR による心的外傷体験を満たし，E さんは理論的には外傷的な性質を持つ出来事だということを理解し表明している．しかし E さんの反応は強い不安や救いのない気持ち，恐怖などではなく，DSM-IV-TR による心的外傷への曝露の基準を満たさない．E さんはこの出来事について痛ましい記憶，夢，そしてフラッシュバックを訴えることもない．

　より最近になって，E さんは職を失い，経済問題が大きくなり，パートナーと 3 人の子どもと暮らす家を失う可能性が出てきた．このストレスはバージニア工科大学での虐殺と比べるとより日常的であり命の危険がある性質ではないが，ほとんどの人を心配させ，救いようがない，あるいは恥ずかしいと感じさせるものである．加えて，このストレスは E さんが個人的に関与しており，それによって部分的に彼女に責任があるものである．しかし E さんはこれらの感情を，銀行が電話してきた前日まで何も感じなかった．彼女の苦しみは過量服薬の前 1 日もなかったが，E さ

んの過量服薬は，パートナーに隠していた失業と経済問題の「場」のもとでまさに
起きた．大きな外傷的体験に過去に遭遇したが，苦しみを受けることはなく，6ヶ
月は失業と増大する経済問題に耐えていた．一方で過量服薬は銀行が差し押さえる
と話したことに関連しているように見える．もしこれらの症状が，人生のうちで何
かに彼女が「遭遇した」かによって起こるとすると，それらの症状は，論理的で，経
時的で，一貫したストーリーを構築することで最もうまく治療されるだろう．現在
の精神状態は何かに「遭遇した」結果かもしれないが，過量服薬は過去のストレス
にどのように反応したかと相容れず，何ヶ月も無職で経済問題に直面していたこと
を考えると，衝動性が問題となる行動でもない．よって，他の3つの観点から彼女
の問題を全て考慮するまで，生活史の精神状態への寄与について結論は保留する．

▶特質の観点

潜在因子 ─── 誘発因子 ─── 反応
（パーソナリティ）　（生活環境）　（神経症的症状）

　Eさんはいずれかの認知的な特質が極端であるようには見えず，また知性が現在
の苦しみの原因になっているとは考えにくい．しかし気質という心理的特質につい
てはどうだろうか．Eさんの気質は症状の現れ方と何か関係があるだろうか．
　個人の知性という認知的特質がWAISでIQの得点として計測し記録することが
できるように，気質という特質についても例えば内向性または外向性というものは，
個人を測り記録することができる．そしてIQのように，内向性──外向性の特質で
個人がどこにあるかは，認知症やうつ病のような阻害的な要因がなければ，時間が
たってもおおむね変化しない[1]．病歴と精神科的現症をきちんと取れば，臨床家は
個人の知性と気質を十分に評価できる．Eさんの症例では，学校での成績，職業の
成果，そして語彙をもとに，知性は平均以上だと評価できた．私たちはまた，彼女
自身と家族から話される，以前の彼女を知ることで，気質に近づくことができる．
この基準となる気質は「病前気質」として知られ，「病的な」精神状態が個人のパー
ソナリティの様子に影響を与えるかもしれない，ということを示している（例えば
ニコチン離脱と必死に戦う人は，本来より短気に見えるかもしれない）．
　気質を正式に測ることは，臨床で常に可能ではないし必要でもないが，Neuro-
ticism, Extraversion, Openness Personality Inventory（NEO-PI）[1]は，しばし
ば臨床的に有用なテストである．NEO-PIは気質の5つの側面を信頼性と妥当性を
もって測定する．NEO-PIの全容は本書では述べないが，NPO-PIが測定する5つ
の気質的特質は，神経症傾向，外向性，開放性，調和性，勤勉性である．気質とい

う概念を初学者に紹介し，議論を単純にするために，このケースブックではこのうち 2 つの特質に焦点を当てる：内向性 ── 外向性と神経症 ── 情動の安定である．

　内向性 ── 外向性および神経症 ── 情動の安定という気質的特質はヴィルヘルム・ヴントとカール・ユングにより記述され，ハンス・アイゼンクが男性の軍人で証明し[2]，コスタ[1]などによって結果が再現されている．ここではそれぞれの特質の軸を別々に考えることとし，内向性 ── 外向性から始める．この特質は個人を，特定の「誘発因子」に非適応的に「反応」する「潜在的な」脆弱性に基づいて区別する．つまり内向的な人はある出来事の過去や未来が示唆するものを考える傾向があり，出来事への感情的な反応は遅くなりがちである．外向的な人々の反応はその反対である．彼らは過去や未来より現在に焦点を当てがちであり，感情は出来事に素早く反応しがちである．内向的な人は過去に行われたこと，言われたこと，あるいは今後行われる，言われること（例えばパーティーでの発言，これからの試験，選ばなかった道）とのつながりをより考える傾向にあり，他人と仲良くなるのが遅い．外向的な人は，言ったこと，したこと，これから言うこと，これからすることの後先についてあまり心配しない傾向がある．よって社交的な状況でも快適でいる傾向があり，自身を「楽観的」と見る傾向がある．感情的な「反応」は外向的な人々では早いが，たいてい素早く忘れ去られる．

　内向的な人たちが外向的な人よりも本質的に「優れる」ということはないが（あるいはその反対も），どちらも特定の「誘発因子」のある状況では「潜在的に」脆弱である．例えば，内向的な人は，会話や行動の後先を深く考え，よって自発的な社交性が少なくパーティーの盛り上げ役にはならないかもしれない．しかし内向的な人は熟考的なので特定の衝動的な行動から遠ざけ，ゆえにトラブルを避けやすいかもしれない．外向的な人は，パーティーで楽しむ他にも，営業などの仕事に向いているかもしれない．ほとんどの外向的な人は，49 の「冷たい電話」に直面し売上がなくても，50 番目の電話をすることができる．しかし外向的な人は現在志向なので衝動的な選択をし，自らをトラブルに巻き込むかもしれない．

　E さんの気質は内向性 ── 外向性の特質の極端にどちらかに偏っているようには見えない．彼女の病歴は，学業，運動，そしてトレーニングに関連した長期的な目標を立てることができ，ライフイベントによりそれらの目標が逸らされなかったと示している．アルコールとドラッグの使用について不健康な決断を避けることができ，性的に乱れることもなかった．一方で，社会の一員として楽しむのに十分な現在への志向を持っており，大学で酔っぱらうまでアルコールを摂取し，未来のパートナーをそこで見つけた．彼女の姪は彼女を元気で陽気だと表現しており，それはE さんのパートナーと一致した意見である．

　この特質の中心は精神的安定性で，神経症（不安定性）と大いなる安定性がその両端にある．「神経症的」という言葉は一般的に使われすぎており，本来と違った意味がこめられ，相対的に無意味なものになってしまっている．私たちは神経症的という言葉を，強い負の感情を経験しがちな個人を表現するために用いたい．この特質は気質の不安定―安定と強―弱にも言及される [3]．不安定性―大いなる安定性という特質として記載されていれば，学生でも簡単に分かるようである．

　この特質は個人をライフイベントに対する感情的反応の強さで区別する．つまり「不安定性」は非常に強く反応する傾向とし，「大いなる安定性」は非常に弱く反応する傾向とし，この定義を用いて特質を表現する [3]．しかしEさんの症例でよく分かるとおり，この特質のどちらかが極端になると脆弱になり，特定の誘発因子に対して問題のある反応を起こす（大いなる安定性の側は問題のある反応を起こしにくく，精神科に紹介されることはさらに少ないが）．

　Eさんは内向性―外向性の気質のどちらかが極端なようには見えない．彼女は内向的というよりは外向的に見えるが，極端ではない．温かい人と言われ，自分を社交的と見るが，様々な状況に流されることなく，安定した未来志向の人生コースに舵を取れていた．すぐに怒るわけではないが，他人への感情的な反応が遅かったり冷たかったりするわけではない．

　Eさんが内向性―外向性のいずれかが極端にあるようには見えないが，不安定性―大いなる安定性については話が違う．普通あるいは普通でないライフイベント，例えばキャンパスでの銃撃では，Eさんの感情的な反応は比較的弱くなりやすい．銃撃は非常にストレスのかかる出来事であり，もっと強い反応を示すと予想していたため家族は当惑した．一方で，このような銃撃は強い感情的な反応を全員に引き起こすのではなく反応は様々である，と研究では示されている [4]．Eさんの姪とパートナーは彼女を陽気で，ストイックで，楽観的だと表現している．彼女は自分を楽観的で，のんきで，あくせくしないと表現している．病歴から，Eさんは他の人よりも深い感情を持たない傾向にあり，それによってキャンパスでの銃撃などの多くの環境でうまくやってきたと推測される．

　Eさんの気質がいくらか外向的で大いに安定していることを理解すると，失業と増大する経済問題を秘密にしたこと，そして秘密が暴露されそうになったときの過量服薬を，共感できるだろうか．彼女も家族も，長期的な秘密のパターン，過度な自立性，あるいは能力の過大評価があったとは表現しなかった．彼女の秘密はむしろ，一般的な意味で楽観的で不安が小さいことで生じているように見える．ライフイベントに対する弱い感情的反応の傾向があると，人は一般に助けを求めなくなる．失業と経済的困難を隠しているとパートナーが早く発見していたら，カップルとし

て精神科的治療を求めていたかもしれない．しかし，過量服薬をするまでパートナーは秘密に気づかなかった．

▶行動の観点

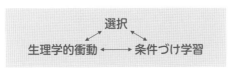

選択
生理学的衝動 ←→ 条件づけ学習

　Eさんの症例では，彼女は違法な物質の使用を否定し，今はたまにアルコールを飲むだけである．原発性の睡眠障害または性的な障害はない．繰り返す自殺企図は後天的な衝動の性質を持つ，反復性の学習行動である．Eさんの過量服薬は孤立した行動だが，失業と経済的困難という真実をパートナーに伝えることから逃れるという明確な目標がある．この観点は過量服薬に至らしめた苦しみが何からきているか問わない．とはいえ過量服薬は行動なので，行動の観点はこの側面に適用可能である．なぜEさんが（助けを求めるなど他のことをかわりにしないで）こんなことをしたのか──彼女の下した選択──は行動の観点によって完全に説明することができなくても，症例の定式化と関連する．

▶疾患の観点

臨床症状 ──→病理学的過程 ──→病因

　Eさんの思考，気分，または行動に症状的変化はなかった．現在の精神状態が彼女の人生の新しいテーマを表しているようには見えない．そして脳の構造または機能の異常（彼女が「持っている」もの）によって起こっていると理解することもできない．なぜならEさんは臨床的な精神症状，例えば気分障害や統合失調症を認めないため，疾患の観点は現在の問題の原因を説明することはない．

ステップ6-7：定式化と治療計画

　完全な病歴を取ることで，家族が「持っている」精神科的な歴史，Eさん自身が人生で何に「遭遇する」か，彼女が何を「する」か，そして彼女が知的にそして感情的にどのような人間「である」か，という文脈の中に彼女の表明（症状の表れ方）を配置することができる．Eさんの精神症状，徴候，そして経過はDSMによる適応障害の診断基準を満たす．環境が急激な苦しみを導き，過量服薬は現在の病状と

関連している．ここでは意味のあるストーリーをつくり上げることができ，苦しみと過量服薬が生活環境から生じたものだと説明できる．ストーリーの場は人としての理解に基づく（例えば特質の観点）．ストーリーの順序は，増大する経済的プレッシャー，それを秘密にできなかったこと，そして転機は過量服薬だろう．

　彼女は DSM のパーソナリティ障害の診断基準を満たさないが，パーソナリティの側面は重要な役割を持っている．重大なストレスイベントへの曝露を乗り越え，さらに最近の失業と経済的問題を途中まではうまく処理できていた．差し押さえの危機が生じたとき，彼女は過量服薬してパートナーに真実を伝えることを避けることを選択した．「4 つの観点」からの検討により E さんが極端に安定した気質を持つことが分かった．しかしこの適応的な心理学的性質により，たいていの人で典型的な反応を「誘発」し，助けを求めるよう導くライフイベントへの感情的「反応」が欠乏し，E さんは「脆弱」になる．

　E さんの状態を 4 つの観点全てから考えると，特質の観点と生活史の観点が最も理解しやすい方法と結論づけられる．ライフイベントに沿って導いていくという目的で，個人精神療法を行うことが，特質的状況にある患者にすすめられる．あまり感情を呼び起こさない精神療法は成功しにくい[5]とデイヴィス医師は知っているが，経験と技術のある精神療法士が導くことで E さんがいくらかの成功をおさめることを祈っている．デイヴィス医師は E さんに毎週の個人精神療法セッションをすすめ，なぜパートナーが秘密と過量服薬に動転しているか理解しやすくなることに焦点を当て，例えば将来は秘密を作らず助けを求めるなどの長期目標を立てることをすすめた．そして E さんが全く悪いと感じていなくても人生についてパートナーと定期的に話すように説得する．さらに壊れてしまった信頼を取りまく問題を解決すべく，カップル精神療法（パートナーと共に受ける精神療法）を紹介する．

まとめ

　E さんは失業と経済的問題の秘密，そして過量服薬が家族に与える影響について後悔しつつ治療開始する．ひとたび他人が問題に気づくと，彼らは経済的支援を申し出る．差し押さえの危機が防がれると，E さんの苦しみは消える．よく眠り，よく食べ，気分良好で，自信を感じ，未来について楽観的である．彼女はパートナーがなぜ怒ったままで，自分を信頼していないのかを理解できていない．精神療法の最初の焦点はパートナーが E さんの秘密と過量服薬になぜそれほど気が動転したか理解し，例えばパートナーに秘密的にならないなどの長期的な目標を作ることである．しかし，E さんは継続的な精神科的治療の必要性をあまり感じていない．

　彼女を個人精神療法に関わらせようと試みるも，感情的な覚醒が非常に小さい

ので個人精神療法で得られるものがほとんどないことが明らかとなる．E さんの視点では，問題と苦しみは後ろに隠れてしまっている．E さんはまた仕事を探し始め，まるで何事もなかったかのように，残りの人生を送るつもりである．彼女は行動（あるいはその欠如）がパートナーとの関係に与えるインパクトをよく理解できるように と，カップル療法を紹介されたが興味を持たず，パートナーも治療に行くことを強くはすすめなかった．E さんの同意を得て，デイヴィス医師は家族と話し，家族が E さんの気質，そしてその強さと脆弱さを理解できるように助ける．この教育により，家族は E さんがある状況で感情的な反応をしないことを受け入れ，より警戒すべき状況を理解できる．このようにして家族は，E さんがイベントに対して特有の反応することを期待するのではなく，むしろ彼女の気質を受け入れることができる．E さんは 6 セッションを待たずに個人精神療法に来ることをやめた．なぜなら苦しみを感じなくなったからだ．

要約

① 内向性――外向性と不安定性――大いなる安定性は気質の基本的側面を測る 2 つの特質である．
② ある特質の極端な場所に位置することは，それが大いなる安定性であっても，特定の誘発因子に対して問題のある反応を起こしやすくなることがある．
④ ある程度は感情を呼び起こすことが精神療法の成功に不可欠である．

✓ Point

- 4 つの観点をシステマティックに用いることで，生活史だけでなく，特質（本 CASE では楽観的過ぎること）の影響に気づけた．

【文献】

1. Costa PT, Jr., Widiger TA, eds. Personality Disorders and the Five-Factor Model of Personality. Second ed. Washington, D.C. American Psychological Association, 2002.
2. Eysenck H. Dimensions of Personality. London: Kegan Paul, Trench, Trubner, 1947.
3. McHugh PR, Slavney PR. The Perspectives of Psychiatry. Second ed. Baltimore: Johns Hopkins University Press. 1998.
4. Littleton H, Axsom D, Grills-Taquechel AE. Longitudinal evaluation of the relationship between maladaptive trauma coping and distress: Examination following the mass shooting at Virginia Tech. Anxiety Stress Coping, 22: 1-18, 2010.
5. Frank JD, Frank JB. Persuasion and Healing. Third ed. Baltimore: Johns Hopkins University Press. 1991.

CASE 4
多くの生活ストレスの中，抑うつがある男性
生活史か疾患か？

右膝の人工膝関節置換術を受けた患者が，病室で泣いているのを看護師が発見した．その後コンサルテーション・リエゾン精神科医であるコーヘン医師は，この患者，48歳のカウンセラーであるサミュエル・Rさんに会うよう依頼を受けた．

（コーヘン医師による発言は　　　部）

J先生があなたのご気分を気にされて私に会ってきてほしいと頼まれました．いかがお過ごしですか？

辛いです．いろいろなことがあって……どこから始めればいいか分かりません．

ご家族の話から始めましょう．ご両親は今もご健在ですか？

母は私が7歳のときに他界しました．心臓発作でした．

それはお気の毒です．お父様は？

父はまだ健在ですが，もう何年も話していません．

それは残念ですね．どんな子ども時代を過ごされましたか？お母様がお亡くなりになられた後はどんな暮らしでしたか？

母が亡くなった3年後に父は再婚したので，私と兄は父と義母と一緒に暮らしました．義母には娘がいました．

もう少し，ご兄弟についてお聞かせ下さい．

私と兄はとても仲が良いです．年は1歳しか離れていません．兄は今カリフォルニアにいますが，よく話します．腹違いの姉妹のことはあまり知りません．

家族の中に精神科にかかった人はいますか？

身内にはいません．兄も母が亡くなった後ですら，その必要はありませんでした．でも母のいとこ2人がうつ状態です．1人はリチウムを，もう1人は何か抗うつ薬を飲んでいます．

（妊娠期間中と，乳児期，幼児期の問題について問われると，6歳で発症し入院には至らなかった喘息以外は否定する．）

お父様が再婚されて，他に子どもがいらしたとおっしゃいましたよね．お父様の再婚後の家族との暮らしはどうでしたか？

母が亡くなったこと以外で子どもの頃に最も辛かったのは，義母が意地悪な魔女

JCOPY 498-22960

だったことです．彼女と暮らし始めたのは 10 歳の頃でした．自分達は良い子だと思っていましたが，彼女は私と兄のことが嫌いでした．彼女は単に男の子が好きではなかったのだと思います．私が 15 歳のとき，父は私たちが母方の叔父・叔母と一緒に住むように送り出しました．子どもたちが 3 人居たので家は混み合っていましたが，義母と暮らすのに比べたら天国でした．叔父・叔母は私たちを暖かく迎え入れてくれました．彼らの子どもたちは兄弟姉妹のようなものです．私たちが叔父・叔母のもとへ送られてから，父には一度も会っていません．

　高校卒業後はどうされましたか？

　父は大学のための資金を全くくれなかったので，自分で学費を支払い 11 年かけてやっと心理学の学士号を取得しました．現在はソーシャルワークの修士課程に在籍中です．学士号取得後は，ペンシルバニアの小児病院でセラピストとして働きましたが，こちらに移ってからは小児病棟で働いています．

　現在どなたかと交際中ですか？

　哲学を専攻していた大学院生と，以前に婚約していたことが一度あります．彼女はすばらしい人でした．私たちは 16 年ほどお付き合いをしていました．私は彼女が大学院と法学校に行くのを支援しました．そして彼女が卒業して数年後にふられました．その後，誰かに惹かれることはありませんでした．私の心は粉々になりました．その後，性的欲求すらなくなりました．

　お酒を飲んだり，タバコを吸われたりしますか？

　お酒はほとんど飲みません．タバコも吸ったことはありませんし，麻薬もやったことはありません．最大の悪習は 1 日 3 杯のコーヒーです．

　喘息以外に健康問題はありましたか？

　私の健康問題の全ては，この体重が原因で起きています．私の身長は 5 フィート 11 インチ（約 180 センチメートル）ですが，今の体重は 300 ポンド（約 136 キログラム）あります．余分な体重で動き回り，それが原因で膝関節炎になり，今回手術をすることになったのです．それから私は高血圧の薬を 2 種類内服していますし，糖尿病のためのインスリンも使用していますし，コレステロールも高いですし，歩くと息切れもします．

　それは大変そうですね．

　私は体重を減らさなくてはなりません．グループセラピーに参加してみましたが，効果がありませんでした．

　では少し話を変えて，あなたの人となりや，興味があることについてお聞きします．あなたはたいてい陽気で楽観的な人ですか？それとも陰気で悲観的な人ですか？

　先生，今の状態は自分らしくありません．たいていはとても陽気です．人付き合い

も得意です．たいていしっかりしています．女性の前では特に少し恥ずかしがり屋で，気にしがちなところがあるかもしれません．良くも悪くも「神経質」と言われてきました．いつも少し完璧主義なところがありました．読書や音楽を聴くのが好きで，これらのことをするとリラックスできます．カトリック教徒として育てられ，ミサにはできるだけ出席しています．何年もの間，教会で教理問答を学びました．

　以前に精神科医にかかったことはないとのことでしたが，その必要があると思ったことはありましたか？

　えっと，大学時代にその必要があったのかもしれません．いとこが亡くなったときです．彼は居眠り運転が原因で亡くなり，まだ 19 歳でした．その年に祖母も亡くなりました．その頃はとても落ち込んでいました．学業が手につかず，学校を中退することも考えました．

　誰かにその話をしましたか？カウンセラーに会いましたか？

　いいえ．そうすべきでした．紺屋の白袴のようなものですよ．でも，ようやく回復して大丈夫だったんです，婚約者にふられるまでは．

　では，最近はどうですか？交際が終わった後，バッファローに引っ越されましたよね？

　はい．しばらく時間がかかりましたが，新しい仕事，新しいアパート，新しい友達，そして新しい生活と共に，少しずつ気分が楽になりました．生活がもとに戻ってきている感じがしました．体重については変わらず気分が落ち込んでいましたし，関節炎の問題はありましたが，それ以外は良い生活でした．2 年前に，私を育ててくれた叔父に心臓発作があり，さらに 13 歳の姪が大腸がんの診断を受けました．そして，看護師で躁うつ病のいとこが患者に被害を加えたと告発されました．これらのことは耐えきれませんでした．自分のアパートの鍵を 2 度失くし，アパートに入れなかったことを覚えています．これらの状況に適応することができませんでした．ただ呆然とドアのところに座り，はっきりと物事を考えられない状態でした．いつも疲れを感じ，やる気が出ませんでした．そして修士課程を休学しました．

　全てとても困難な状況だったのでしょうね．これらの問題にどう対応したのですか？

　あまり良く対応できたとは思いません．医師に診てもらい，睡眠薬を処方してもらいましたが，合いませんでした．睡眠薬を使うとひどい影響があり，二度と使いませんでした．再びその医師に会いに行ったとき，パロキセチン 20mg が処方されました．今から 10 ヶ月ほど前のことです．薬をあまり頼りにしていませんでした．自分で物事に対処できるはずだと真剣に思っていました．私はセラピストなのだから，物事を解決できるはずなのです．仕事をし続けましたが，家に帰ると食べて寝るだけでした．

家事は何もしなくなりました．アパートの部屋はひどい状態です．ベッドのシーツは汚れすぎて，そこでは眠れない状態です．話すのも恥ずかしいですが，シーツを変えるよりも別の部屋で寝ることを選びました．

　睡眠はどうですか？

　寝つきは問題ありません．毎晩ソファーで寝てしまいます．でも，早朝に目が覚めて，その後は眠りにつけません．睡眠薬が効くと思いましたが，違いました．それからジャンクフードをたくさん食べるので，それも良くないと思います．

　ご気分はどうですか？

　少しいら立っていますが，基本的に憂うつな気分です．恥ずかしいのですが，夜は寝つくまで泣くこともあります．昔は寝る前に読書をしましたが，もう読みたいとは思いませんし，読めるかも分かりません．何もする気力がありません．日曜学校で教えること（子どもに教義を教えるボランティア．熱心な教会員の証し）すら止めてしまいました．

（Rさんの同意を得て，コーヘン医師はカリフォルニアにいるRさんの兄と電話で話をする．Rさんの兄は，Rさんが通常かなり楽観的ではあるが慎重な人であることも含めて，過去について詳しく多くを語った．）

精神科的現症：Rさんは，きちんとした身なりをしており，肥満体だがてきぱきしている．診察に協力的な姿勢を示し，男性で，実際の年齢よりも少し若く見える．アイコンタクトはしっかりしており，チックや振戦などの動きはない．話す量は普通で，質問に遅れなく答える．発話の速度や量，声量は普通である．彼の話は回りくどくなく，思考障害や失語症の証拠となるものはない．自らの気分を「少しうつ状態」と述べ，悲しそうに見える．感情はやや抑圧されているが，話す内容は適切である．自傷他害の恐れは否定する．特に自らの食習慣と体型について，自責の念を表す．希望をもっており，誇大妄想や被害妄想はない．幻覚，強迫観念，強迫行為，そして恐怖はない．意識清明で，情報は信用することができ，認知機能検査のスコアは30点満点である．知能は平均以上であり，洞察力と判断力は正常である．

考察

ステップ2-4：病歴，精神科的現症，周囲からの情報

　7歳で母を亡くしてから，Rさんは多くの課題に直面した．最近まで目標に集中し，これらの困難に耐えてきた．麻薬を使ったことはなく，定期的な飲酒もない．人生を通じて悩まされている肥満による健康問題はあるが，体重ばかりに気をとら

れて個人的，社会的，そして専門的な活動を怠ることはなかった（これは R さん個人を理解する上で特徴的だが，現在の状態との強い関係はない．つまりこれは，特に患者の希望がなければ，個人精神療法で強調することではない）．婚約者にふられてから性欲が低下した．多くの死別を経，過去 2 年で新しい症状が徐々に出現したと述べている．いくつもの予期せぬ悲劇に耐えたが，いつの間にか劇的に生気（睡眠，食欲，エネルギー，動機，そして集中力など）は低下し，気分の低下や自己評価の低下などが悪化していった．これらの変化は，近しい親族 2 人が病気になる前に起こり，新しくて継続的なストレス要因の影響を受けつつ続いた．1 年ほど毎日パロキセチン 20mg を内服したが，症状は改善しなかった．

ステップ 5：各観点からの検討

▶生活史の観点

場 ── 順序 ── 転帰 ………

　この観点は私たち人間にとって大いなる力がある．あらゆる文化でストーリーが存在する．私たちはストーリーを話して成長してきた．私たちが考えることやすることこそがストーリーである．ライフイベントや，それによって生じる行動や感情を説明するために，私たちは意味のある話を構成する．それによって私たちは人生の意味を理解し，適応できる価値を見出すことができる．外界と内界に対して順序やコントロールの意識を持つことで，ストレス要因にさらに適応しやすくなる．私たちと同様 R さんは，人生でこれらの意味のある説明を繰り返し，そして効果的に活用した．この場合，生活史の観点を，症状を理解する方法として深く考察する必要がある．精神的にも身体的にも，子ども時代の多くの深刻なストレス要因に耐えてきたが，症状は病気や親族についての法律上の問題など，最近の困難に大きく影響された．過去に起きた数えきれない逆境を乗り越えるための回復力と楽観性を持っており，症状はこれら最近のストレス要因や過去の逆境とも関連しているとも考えられる．もし症状が，人生で体験したことに起因するなら，真実味があり，順序立った，筋の通った話の構成によって最も効果的に治療できるだろう．ただ，たとえ精神状態が体験したことの結果だったとしても，気分は過去のストレス反応とは一致しない．よって他の観点から十分に考察するまで，精神状態の発端について結論は保留する．

▶特質の観点

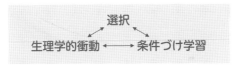

潜在因子 → 誘発因子 → 反応
(パーソナリティ)　(生活環境)　(神経症的症状)

Rさんは飛び抜けてはいないが，平均以上の知能があると思われる．気質は極端に内向的でも外向的でもない．自分のことを，陽気で楽観的であり，完全にのんきではないが心配性でもないと述べている．自身を神経質であると述べるように，不安定性—大いなる安定性の特質についてどちらかと言うと不安定な方だが，気分はたいてい落ち着いている．人生に起こる全ての障害を切り抜ける能力は，生まれつき持つ知性と気質の特性によると考えられる．知的で，気楽で，真面目であり，長所を理解し，逆境を乗り越えるためにそれらを活用している．（外界からの情報により確証された）認知や気質について極端な傾向について述べたり証明したりせず，さらに過去に多くの課題を乗り越えたことから，現在の状態は人間性が原因ではないと考え，特質の観点からだけでは理解できないと結論づける．

▶行動の観点

選択
生理学的衝動 ←→ 条件づけ学習

Rさんは，麻薬の使用歴や，睡眠障害や性障害の既往はない．人生を通じて肥満と食事についての問題を述べている．しかしそれが不健康な選択や，生理学的衝動，条件づけ学習の組み合わせであるかは憶測にすぎない．ちなみにこれらは疾患を引き起こす行動の象徴として考えられている．肥満体だが，治療を長く続けるために明らかにしておくべき不健康な食行動があるかどうかは分からない（肥満の全ケースで行動障害が原因になっているわけではない）．食行動をコントロールするためのグループ療法に参加している．気分の落ち込みに対して個人精神療法を受けたことはない．特定の行動の繰り返しが，現在の問題の中核的な特徴とはおおむね考えにくい．行動の観点は，肥満や，支援を必要としている状況とは関連しているかもしれない．しかし精神状態を理解あるいは治療するのに，食行動が中核的かどうかは分からない．現在の問題は，不健康な食行動だけでなく，不健康な情動でもあるのだ．

Rさんはこれまで，若い母との急な死別や，思春期にうけた父からの拒絶，長い間付き合っていた婚約者との突然の破局，大切な人の病気や死，家族の告訴など，

人生で多くの困難な状況を体験したと理解される．過去のストレス要因に対して通常うまく適応したが，近年それが難しくなっていた．特質の観点と行動の観点は，現在の気分についての症状に対して，中核的な役割を担ってはいないと結論づけた．気分障害が生活環境から生じると説明するために，意味のある話を構成することは可能である．それは真実味のある内容としてすぐに理解できる説明であり，共感できて，精神療法がすすめられるものである．しかし，不健康な情動の根源を理解するのに，生活史の観点が最もふさわしいかどうかは，結論を保留する．

▶疾患の観点

臨床症候群 ──→ 病理学的過程 ──→ 病因

　疾患の説明は症候群の特定から始まる．よって初めに知りたいことは，病気が症候群を伴うかどうかである．同じように発生し，同じように経過をたどり，同じように治療に反応する症状があるかということである．Rさんの現在の精神状態は臨床症候群に当てはまる．いつの間にか2年かけて気分，生気（睡眠，食欲，エネルギー，モチベーション，集中力），分からない病因や病理への自己像が悪くなったものである．疾患の観点から症候群を考えるとき，症状が脳の構造や機能の異常が原因で起こるような，新しい問題を示しているか考慮しなければならない．

ステップ6-7：定式化と治療計画 ⋯⋯⋯⋯⋯⋯⋯⋯⋯⋯⋯⋯⋯⋯

　Rさんは多くの生活ストレスによっていつの間にか発症した，2つの抑うつの問題を抱えている．ケースをまとめる前に，ストレスフルなライフイベントで起こる，抑うつに伴って生じるジレンマについての一般的な議論を始める．先に述べたように，ストレスフルな生活によって生じる，精神状態や行動の変化を理解するにはストーリーが利用できることが多い．しかし，ストーリーの全てが真実ではないかもしれない．疾患が進行してできた新しい症状を理解するのに，Rさんのような患者あるいは医師が意味のある説明をすることがあるが，これには罠に落ちるリスクがある．私たちはこれを意味の罠と呼ぶ[1]．つまり意味がありそうな説明を見つけて，それを原因として採用してしまうのである．ここでは，意味のある説明が患者の苦しみの本当の姿をぼかしてしまうかもしれない．このような誤解によって，うつ病の診断や治療が何年も遅れたり[2]，ときに自殺などの致死的なリスクにつながったりする．

　Rさんのような患者が，行動や感情について意味のある説明をするとき，医師は

説明を文字通り受け入れ，結果として適切な治療を開始できないことがある．幸いにも，Rさんの場合は医師がうつ病の症候群に気づきパロキセチンによる治療を開始したが，Rさん自身は症状がうつ病のせいだとは思っておらず，患者も医師も薬の量について話すことはなかった（「部分的」に意味の罠にはまっていたせいだろう）．

Rさんの状態は病因とメカニズムはまだ分からないが，大うつ病が最も適切と結論づけられる．とはいえ本人はこの定式化に最初は懐疑的だったが，疾患の観点による説明を行うことで，適切な薬物療法が必要と分かる．Rさんは同意したものの，あまり効果を期待していなかった．抗うつ薬と精神療法の組み合わせが，うつ病の寛解に最も有効なのはエビデンス的に明らかである[3]．私たちは現在の状態を理解するのに，生活史の観点の役割を否定するわけでも，大うつ病の治療としての精神療法の役割を否定するわけでもない[4]．一方で彼のうつ病が，「遭遇した」多くの喪失体験だけによってもたらされたとは考えていない．むしろ，ストレスによって人生で初めてもたらされた脳の病理過程の相互作用，つまり「持っている」ものからもたらされたと考える．心理社会的ストレスから発症した気分障害に対して，早期介入することで悪化を防げる[5]．うつ病の治療が開始されたら，Rさんは精神療法で他の生活史や行動の問題について話す準備もできるかもしれない．例えば，体重についての人生を通じての苦しみなどである．4つの観点からのアプローチを活用することで，理解が深まるだけでなく治療をよりシステマティックに行うことが可能になる．

まとめ

Rさんは，パロキセチン1日20mgを長期内服し，副作用はなかったが効果もなかった．コーヘン医師は1日40mgに増量したが，それによる副作用もなかった．Rさんは徐々に回復し，1日40mgの内服を6週続けると気分は健康に戻った．彼は薬の増量による症状変化に驚き，喜んだ．部屋を掃除するようになり，修士課程での勉強もするようになり，新しい日曜学校で教えるようになった．個人精神療法も行われたが，2度しか参加しなかった．薬物療法と，この短い個人精神療法で，過去のストレスから抜け出し，いつもの長所と落ち着きをもって，現在の問題に直面できるようになった．彼の悲しみはライフイベントが原因のものもあるが，うつの症候群についてはうつ病が主な原因と考えられ，抗うつ薬で治療できた．これらの体験は多くの患者にみられることであり，病気の原因が正しく理解されないまま長年が経過しがちである．すると症状はひどく悪化し，深刻な機能低下をきたすまで，あるいは誰かが適切なケアを施すまで，意味の罠にはまってしまうことがある．そして原因だと思っていた生活環境が変わらなくても，適切な治療で行動が変化し

症状が改善することに驚くのである.

 要約

① ストレス下でのうつ症状は, 過去のストレス反応を踏まえて考える必要がある.
② 通常の生活から逸脱したような症候群のパターン (例えば, ここでみられた大う つ病の 1 つ) は, 疾患として理解されるべきである.
③ 意味の罠に気をつける必要がある.

Point

- 4 つの観点をシステマティックに用いることで, 「意味の罠」に落ちる ことなく疾患の重要性を理解できた. また, それを踏まえた包括的な 治療が提供できた.

【文献】

1. Lyketsos CG, Chisolm MS. The trap of meaning: A public health tragedy. JAMA. 302(4): 432-433, 2009.
2. Wang PS, Berglund P, Olfson M, Pincus HA, Wells KB, Kessler RC. Failure and delay in initial treatment contact after first onset of mental disorders in the national comorbidity survey replication. Arch Gen Psychiatry 62(6): 603-613, 2005.
3. Cuijpers P, Dekker J, Hollon SD, Andersson G. Adding psychotherapy to pharmacotherapy in the treatment of depressive disorders in adults: A meta-analysis. J Clin Psychiatry. 70 (9): 1219-1229, 2009.
4. Brown GW, Harris TO, Kendrick T, et al. Antidepressants, social adversity and outcome of depression in general practice. J Affect Disord. 121(3): 239-46, 2009.
5. Post RM. Transduction of psychosocial stress into the neurobiology of recurrent affective disorder. Am J Psychiatry. 149(8): 999-1010, 1992.

CASE 5
記憶と気分に問題のある老婦人
診断のジレンマをどうするか

精神科医のラウダー医師は，プライマリケア医のグリーン医師から紹介され，65歳女性のSさんを，3～4ヶ月続く抑うつ気分と1年ほど前からの記憶障害を評価するため診察することになった．Sさんは夫と来院した．

（ラウダー医師による発言は　　　部）

おはようございます，Sさん．グリーン先生からあなたの診察を依頼されました．紹介状も拝見しましたが，今日ここへ来るに至った経緯をお聞きしたいと思います．

ずっと，ひどい物忘れの問題があります．どこに何を置いたか忘れてしまい，夫いわく同じことを何度も言うそうです．母は今の私の年齢でアルツハイマー病になり，私も同じようになってしまうのではと心配です．こうなることは分かっていました．私はずっと，いずれ母のようになってしまうのではないかと気に病んでいたのです．

ご主人，奥さんがおっしゃったことに何か付け加えたいことはありますか？

そうですね，あります．妻は普段はとても外向的で社交的な人間です．でも最近は人付き合いを避け，朝起きるとたいてい泣いています．

そのような変化に最初に気づいたのはいつ頃ですか？

少なくとも3～4ヶ月ほど前ですね．少しずつ悪くなっているように見えます．

ではSさん，あなたの家族歴からお聞きしましょう．あなたのご家族で精神的に問題のあった方はいますか？

アルツハイマー病にかかる前は，母はひどく心配性でしたが，それで病院にかかったことはありませんでした．両親は私が小さい頃に離婚したので，父にそういう問題があったかよく分かりません．ただ，脳卒中の後にうつ病になって，どこかへ通院したことは知っています．その後，父は70代まで元気でした．どんな薬をもらっていたかまでは分かりませんが，いずれにせよよく効いたみたいです．

ご両親はご存命ですか？

いえ，2人とももうおりません．

その他ご両親に何かご病気はありましたか？

母は心配性だったことを除いて，アルツハイマー病になる前までは健康でした．父は高血圧とコレステロールの問題があったことは知っていますが，それと脳卒中の

他は何もなかったと思います．両親については思いつくのはそれくらいです．

その他のご家族で，精神的に問題のあった方はいますか？どなたかアルツハイマー病にかかった方は？

何もありません．私が知る限り，他はだれもそういう問題はありません．

お母さんのアルツハイマー病について，もう少し教えていただけますか？

ええと，母は 60 代前半から，問題が出てきました．65 歳になると，母は老人ホームに入らなくてはなりませんでした．それは辛かったです．私はひとりっ子だったので，母とは本当に仲が良かったのです．それから母は亡くなるまで 10 年近く生きました．

それはどれくらい前のことですか？

今からちょうど 20 年前です．母が亡くなったとき私は 45 歳でした．最期の頃になると，母のところへ行って見舞うのが耐えられませんでした．母は私ですら分かりませんでした．それでも見舞いました．それが正しいことのように思えたので．

それは大変だったに違いありませんね．お子さんはおられますか？

ええ，成人した 2 人の娘と孫が 5 人います．彼らがいるのはとても幸福なことです．

娘さんたちはおいくつですか？

クリッシーが 40 歳で，リンダが 35 歳です．クリッシーは母に似て，心配性です．今や子どもがいて，その心配症はますますひどくなって．でも彼女はそのことで病院にかかったことはありません．母とクリッシーは，両方ともとても頑固者で．

リンダさんについてはどうですか？

ええ，彼女は健康です．彼女はちょうど 2 人目の赤ちゃんを産んだところで，とても穏やかな性格です．

（S さんは胎児期，乳児期，小児時の問題があったかを聞かれ，全て否定した．）

S さんはどの学校に行かれたのですか？

私の家族はクエーカー教徒ではなかったのですが，クエーカー（キリスト友会）の学校に行きました．でも大した生徒ではなかったと思いますよ．勉強より男の子に興味がありました．私は卒業のとき，Miss Congeniality（最も親切で一緒にいて楽しかった人として選ばれるタイトル）に選ばれたのですよ．

外向的でいらしたに違いないですね．

ええ，そうです．いつもたくさん友達がいました．

お仕事は何をされていましたか？

連邦議会の議員秘書を 35 年近くしていました．この仕事は大好きでした．でもその上院議員が 2 年前に引退したので，私も引退しました．今は孫たちと過ごす時間を

増やすようにしています．

　そのことを楽しんでいますか？

　ええ，しかし，なんだかスローダウンしてきている気がします．以前と同じようなエネルギーがあるように思えず，そのせいで孫たちに合わせることが難しいのです．

　ご主人と結婚されてからどれくらいになりますか？

　一緒になってから40年になります．主人をとても愛していますが，確かにときには少しもめることもありました．グリーン先生は5年前に夫婦間の葛藤をおさめるため，私たちをマリッジカウンセラーに紹介しました．カウンセラーに2〜3回会って，今はうまくいっています．

　ご主人と協力してうまくやっておられるとお聞きできて良かったです．ご夫婦間のどのような問題があったのでしょう？

　主人にイライラさせられていたのです．主人は私よりもこだわりが強くて，何事にもそうなのです．

　例えばどんなことでしょう？

　そうですね……例えば主人は早起きですが，私はそうではありません．もし私が8時までに起きなかったら，彼は私が1日を無駄にしていると怒り始めるのです．喧嘩が始まると別れることも考えました．カウンセラーは妥協する方法を教えてくれて，それからはつまらないことで喧嘩しなくなりました．

　ご主人，この件に付け加えたいことはありますか？

　そうですね，カウンセリングに行った後にうまくいくようになったのは同意しますが，しかし私はまだ彼女にもっときちんとしてほしいと思っています．前はちゃんと整理整頓していたのが，ここ2〜3年は何か取り出したあとに片づけなかったり，終わりもしないことを始めたりという具合です．こんなにひどかったことはないです．

　奥さんの物忘れが1年以上前から始まっていたかもしれない，とおっしゃっていますか？

　はあ，そんな風に考えたことはありません．仕事を引退して，これまでずっとやってきた日々のルーチンがなくなってしまったことと関係があると思っていました．

　話題を変えようと思います．Sさん，お酒やタバコはされますか？

　タバコは吸いません．夕食でワインをグラス1杯，週に2回ほどです．たくさんお酒を飲むことはこれまでありませんでした．

　健康上の問題はありますか？

　はい，コレステロールが少しだけ高いです．グリーン先生が最近ロスバスタチンを処方されました．

他の健康上の問題は？

先生は私の便が硬かったりひどく軟便になったり変化しやすいので，過敏性腸症候群があると言っていました．でも昨年の大腸内視鏡検査ではいたって正常でした．

ロスバスタチン以外に内服している薬はありますか？

ええ，シタロプラム（日本では未承認）1日20mgと，ゾルピ何とか……

ゾルピデム？

ええそれです，5mgを夜に．それから神経を鎮めるのに必要なとき，ジアゼパムを1日2mg．全てグリーン先生が処方しています．でもジアゼパムは不安が本当に強くなったとき，週に1〜2回内服するだけです．

もう一度話題を変えたいと思います．Sさん，あなたが普段はどんな人でどんなことに関心があるのか教えていただけますか？

勿論です．主人は心配性だと言い確かに私もそう思いますが，私は普段はとても明るくてフレンドリーな人間です．私たち夫婦は毎日犬と散歩に出かけます．孫の面倒を見ますし，料理も好きです．そうだ，テレビでソリティアをするのが好きです．

ご主人，今奥さんが言われたように，あなたも奥さんのことをそう思われますか？

ええ，彼女はとても外向的で，たいていの人とうまく付き合います．大きな心の持ち主で，また芸術家のような面もあります．少しだけ過敏になることもあると思います．

どういうことでしょう？

ええ，悲しい映画を見ているとき，家族で最初に泣くのは妻です．そしてちょっとかんしゃく持ちです．自分の思い通りにならないと怒ってしまいます．例えば私が彼女に整理整頓しなさいと言うときなど……

Sさん，今の問題になる前に，気分の問題を経験したことはあったでしょうか？

いえ，ないと思います．いつも主人より物事の心配はしてきましたが，私のやるべきことの障害になったことはありませんでした．

今日以前に，精神科医や心理士の診察を受けたことはありますか？

いえ，マリッジカウンセラーだけです．

では，最近の問題に戻りましょう．Sさん，記憶力の問題が初めて出てきたのはいつ頃でしょうか？

今は全く分かりません．少なくとも1年前からだと思いますが，最近2〜3ヶ月でずっと悪くなっていると自覚しています．最初のころは，ものを家のどこに置いたかの記憶をたどるのに問題があったのです．一度，ハンドバッグをスーパーマーケットのレジに忘れたことがあって，本当に怖かったです．最近，今日が何日なのか，自分のアポイントを思い出すのが少しずつ大変になっています．今や，色々なことを見失

わないようにするため，常にカレンダーを持ち歩かなければなりません．

家の周りで迷子になったり，事故に遭ったりしたことはないですか？

いえ，まだありませんが，確かにこれは大きな心配事です．今も車を運転しますが，やめることも考えています．

話そうとしている言葉を思いつくのが難しいことはありますか？

はい．これは大きな問題です．言葉が舌の先に引っかかるような感じです．普段は夫にそれを思い出すのを手伝ってもらいます．

Sさん，身の回りのことをこなしたり，日常のこと，例えば請求書を支払ったりすることはできますか？誰かの助けが必要ですか？

そうですね，身の回りのことはちゃんとできます．料理も全て自分で作れますが，買い物は今では主人がしています．何年もずっとメイドサービスを利用しているので，しばらく家の掃除は自分ではやっていません．また家計の管理と請求書の支払いはいつも夫がしています．

ご主人，記憶の問題について奥さんがおっしゃったことはその通りですか？

ええ，家の周りや，運転しているときに事故に遭わなかったのは幸運です．

ありがとうございます．では，Sさん，気分についてお聞きします．最近はいかがですか？

あまり本来の調子ではありません．自分がどんな気分か言葉にするのは難しいですが，ただいつもの元気がないのです．そして以前ほど物事への興味がないのです．

悲しい気分になったことはありますか？

ええ，そう言わねばなりません．ときどき悲しみは私を打ちのめして，涙を抑えることができません．認知症になってしまったのではないかと本当に気に病んでいます．主人の重荷になる前に，いっそ天に召されてしまえばと願います．

そのような気分になられてお気の毒です．自分で命を絶ってしまおうと考えたことはありますか？

いえ，まさか！自ら命を絶とうとなんてしませんよ．家族を傷つけたくありません．

あなたの診療録によると，グリーン先生はシタロプラム，ゾルピデム，ジアゼパムを6週前に始めたようですね．これらの処方で症状が少しでも改善したという自覚はありますか？

いいえ，今のところありません．あるとすれば，記憶力が悪くなって，下痢がひどくなったことです．

何か副作用は感じますか？

いいえ，感じるのはただ記憶力と下痢のことだけです．

最近の問題について原因と考えられるようなきっかけは思いあたりますか？

　記憶力の問題が出てから気分が落ち込むようになりました．記憶の問題がなければ，うつになっていたとは思いません．アルツハイマー病になってうつにならない人がいるでしょうか？

　ご主人，奥さんの最近の気分の変化について，何か付け加えることはありますか？

　妻は以前のようにはよく眠れていません．毎晩1～2時間は寝返りを繰り返しているようです．また5時とか6時とか，自分が起床したい時間よりもずっと早く目が覚めて，その後は再び眠ることはできず，1日ずっと疲れていると話します．最初に申し上げたように，ずっと閉じこもりがちです．最近は家族との旅行を2回キャンセルし，友人とランチに出かけるのも拒みます．

　奥さんの食欲はどうですか？

　もともとたくさん食べる方ではなかったのですが，最近はっきりと低下しています．この2ヶ月で15ポンド（約6.8kg）やせました．

精神科的現症：Sさんは意識清明で，身なりは整った女性で，年齢よりも若く見える．診察中は熱心に話すが，不安そうである．座っている間，手をもんだり足を上下に揺すったりといった軽い焦燥感がある．記憶について質問をされると涙ぐむ．視線は合う．会話の理解は良好である．会話スピードは少し遅く，小声であるが，観念連合は保たれている．コンピュータをテレビと言い間違えた．他に言葉の間違いは見られなかった．気分を「良くない」と述べ，悲哀や不安があると評価される．母と同じような認知症になることについて，極端な不安を述べる．また母と同様に，老人ホームで余生を送るのではないか，という大きな不安を話す．活気と自己評価は低下している．良妻ではもはやいられず，将来の希望はないと感じている．消極的希死念慮を述べるが，自殺や他殺の考えは否定する．妄想，幻覚，強迫，パニック発作，そして恐怖は認めない．MMSEは22/30だった：見当識で2点，注意で4点，記憶で2点の減点があった．4本足の動物を30秒でできるだけたくさん言う項目では，似たような動物を一緒に言い，この方法で6種類の動物を答えることができたが，これは平均よりやや少ない．書き取り能力と，面接中の語彙や理解力から，もともとの知的水準は正常範囲だろうと評価される．記憶と気分が正常ではないと表現しているものの，問題の程度を完全に理解していない点から，病識は限られる．気分と記憶の精神科的評価を受けることを望んでいる．さらに，グリーン医師から処方された薬を内服しており，判断力が保たれていると示唆される．神経学的所見は正常であり，パーキンソニズムや局所神経障害の根拠となるような所見はない．歩行はやや遅いがそれ以外は正常である．

考察

ステップ 2-4：病歴，精神科的現症，周囲からの情報

　Ｓさんは 2 つの問題がある 65 歳の女性である．それは進行する記憶障害と，最近の気分の変化である．母にアルツハイマー病，父に脳卒中後うつ病の家族歴がある．高校卒業後，2 年前に退職するまで，秘書として安定した仕事をした．結婚して 40 年になる．数年前にカウンセラーのアドバイスで解決した短期間の問題を除いて，夫とは安定した関係を保っている．子ども，孫との関係は良好である．

　Ｓさんと夫は，1 年ほど前から彼女の記憶力が低下し始めたことに気づいた．認知機能障害は，短期記憶障害（例えば，家の中のものを置き忘れる，約束を忘れる），遂行機能障害（例えば，整理整頓できない，物事の計画ができない），しばしばみられる言語的問題（例えば，言葉が出てこない）などに特徴づけられる．日常生活で基本的なことをする能力はおおむね保たれているが，買い物などの手段的な日常生活動作はより難しくなっている．記憶力低下はここ 2～3 ヶ月で進行している．うつ病の症状として悲哀やいらいらした気分，早朝覚醒を伴う不眠，15 ポンドの体重減少を伴う食思不振，アンヘドニア，疲労感，増悪する記憶障害，自分が夫の負担になるのではないかという考えなどがある．また記憶障害の予後についての不安と恐怖を訴えている．シタロプラムが 1 ヶ月前に開始されたが，最近の気分障害はほとんど改善していない．精神科的現症ではＳさんが述べた悲哀，不安，気力の低下，自己評価の低下を含む気分障害が確認できる．MMSE では見当識，注意，短期記憶の障害がみられる．さらに，Ｓさんには遂行機能の低下が認められる．会話はおおむね保たれるが，評価中に一度言葉を間違えた．

ステップ 5：各観点からの検討

▶生活史の観点

場 ──→ 順序 ──→ 転帰 ………

　Ｓさんは 1 年ほど前に初めて記憶障害をきたしたが，以前は健康状態に変化はなかった．Ｓさんと夫は記憶障害の発症から数ヶ月後に気分の落ち込みに気づいた．Ｓさんも夫も，何年も前に母の認知症の悪化とそれによる死を見届けた以外で，記憶障害や抑うつに影響を与えるような辛いライフイベントは思い当たらないとしている．Ｓさんは母と同じ病気を発症し，死んでしまうのではと非常に心配しているようである．しかし最近の不安と悲哀は──母が認知症だったことも考えると──記憶

障害が重大かもしれないという心配のためとSさんは考えている．私たちも，このように関連づけたくなるかもしれない．このような説明は一時的には理にかなっており，直感的で，実際当っているかもしれないが，しかし気分変化と，関連する症状である自己評価の低下や早朝覚醒は認識できる症候群を表しているように見える（疾患の観点で考察する）．このように，Sさんの典型的な臨床症候群は，生活史からは完全に説明しきれない．気分変化はストレスに比べて過大であるように見えるし，認知機能の症状はあるものの，認知機能の評価はされていないので認知症あるいはアルツハイマー病が先行したとの結論は下せない．そして，Sさんは自身の認知機能障害が母の認知症と同じではないかと恐れているが，認知機能障害そのものが恐れの全ての原因だとは言えない．

▶特質の観点

潜在因子 ——→ 誘発因子 ——→ 反応
（パーソナリティ）　（生活環境）　（神経症的症状）

Sさんは正常知能だろう．生活歴から，たいていは外向的，社交的で，ときどき心配性になるものの，普段はとても明るい人であると言える．この心配性の傾向は内向性と関連した1つの特質であるが，「パーティーの人気者」と評されるような人は外向—内向性の特質では外向性寄りにいることが多い．不安定—大いなる安定性の特質を見ると，数年前の夫婦間の問題を除いて，ときどき怒りっぽくなる神経質な人だが，夫や子どもとは良好で安定した関係を保てている．さらに，成人以降はずっと雇用されており，職場での人間関係の問題も見られない．彼女は不安定—大いなる安定性の特質のどちらか極端なところにはいないが，この特質については少し不安定寄りにいると考えられる．いずれか極端なところにはいないので，認知機能や気分の特質による脆弱性が現在の問題の全てを説明するには不十分と結論づけられる．このため症状が，どのような人「である」かによって主に生まれているようには見えない．それでもなお，最近の苦しみは気質的な素因に影響されていると認識しておくことは重要である．

▶行動の観点

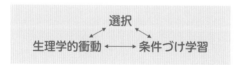

　Sさんには，記憶障害や気分症状の原因として説明できる行動異常の既往歴（違法薬物の使用，食行動，性行動）はない．よって症状は，問題のある繰り返し行動に基づくものではないと結論づけられる．

▶疾患の観点

臨床症候群──▶病理学的過程──▶病因

　Sさんは1年にわたる進行性の認知機能低下，いくつものうつ症状，顕著な不安を経験している．ラウダー医師のアセスメントによると，Sさんの認知機能障害は短期記憶や遂行機能の低下で特徴づけられる．また注意障害，言語流暢性の低下，言葉の間違いもある．他の認知ドメインは保たれているようだが，より詳しい認知機能検査をすれば細かい障害が明らかになるかもしれない．日常生活能力はいくらか低下しているようである（例えば，「どこに何を置いたか決して思い出せない」とか「今は主人が買い物をしている」など）．よって症状は，せん妄を伴わず，機能低下を伴う，全般的な認知機能の低下と考えられる．認知機能の低下と機能低下は軽度だが症候群ははっきりしており，DSMにおける認知症の診断基準を満たしている．この症状の原因は明らかではない．Sさんの記憶障害は最近の気分症状の存在下で悪化しており（後述），この点からうつが少なくとも一部の認知機能障害の原因となっている可能性がある（"うつの認知症"）．さらに，記憶障害が向精神薬の処方開始後に悪化したと話している．よって1種類以上の薬物，特に鎮静系薬物による二次性の認知症が鑑別に含まれる．次に，他の原因による認知症を除外する必要がある．原因としては，脳血管障害（例えば，脳卒中や白質の障害），甲状腺機能低下症，糖尿病などが挙げられる．とはいえ，家族歴を考えるとアルツハイマー病は除外できない．認知症評価についてのさらなる考察は，Practical Dementia Care[1]を参照されたい．

　気分症状について，Sさんは不眠・食欲不振・疲労感・自己評価の低下を伴う，気分の落ち込み，不安，焦燥を述べている．よって，明らかな症候群である，晩年発症の大うつ病エピソードの全ての要素を呈している．顕著な不安については，不安障害の診断を追加すべきかの議論はあるだろうが，オッカムの剃刀風に考えると（より単純であるべきという意），高齢のうつ病では不安は一般的なので，Sさんの不安は大うつ病エピソードによる臨床症状と考えられる．高齢発症の大うつ病は一般的ではないが，気分障害がここから生じている可能性はある．双極性障害を支持するような躁病の既往はない．さらに高齢発症の大うつ病は，若年発症と比べてよ

り中枢神経疾患によって生じる可能性が高く，また認知症の経過で生じることもあるので，認知症の原因として考えられる前述の疾患を除外する必要がある．

　Ｓさんの病気を，認知・気分症状の集合体として特徴づけられる，本質的には症候群として同定するため，疾患の観点を用いた．認知（認知症）と気分（大うつ病エピソード）の２つの症候群があるが，疾患の観点は臨床症候群が脳の構造や機能の異常から生じているかを問うものなので，２つとも同じ病理・病因から生じている可能性はある．よって少なくとも部分的には，認知症の原因の評価をすることは，うつ病エピソードの原因を評価することでもある．うつ病はしばしばアルツハイマー病と関連するので，彼女のうつ病エピソードと認知機能障害の両方の原因となっている，神経変性疾患の初期段階である可能性は高まる．

ステップ6-7：定式化と治療計画

　Ｓさんの例は診断のジレンマを表している．もともと安定した外向的な女性だが，今は気分と認知機能の問題があり，また認知症による母の認知機能低下も目撃している．４つの観点のアプローチを用いると，Ｓさんの認知機能と気分の問題が，生活史（「遭遇した」こと），特質（どんな人「である」か），行動（何を「する」か），疾患（何を「持っている」か）から生じた可能性について検討できる．目に見える症候群と，よく知られているこの年代の認知症とうつ病の関係から，Ｓさんの状態は脳の疾患によるものと結論づけられる．このような，高齢における脳疾患，特にうつ病を生じるような病因メカニズムはあまり分かっていない．今のところは検出できない脳の構造や機能変化によって生じると推測されている．精神科医が精神療法を施せる今のフォローアップを続けながら，うつ病エピソードに対して他の抗うつ薬の試すことが治療としてすすめられる．それでもなお，彼女が初期のアルツハイマー病かもしれないという疑いはあり，さらなる精査，支持的個人精神療法，注意深いモニタリングを要する．

　Ｓさんの生活史，精神科的現症，定式化についての系統的アプローチは，すすめられる治療を決めるだけでなく，Ｓさん全体を理解することにも役立ち，精神療法にもつながる．気分と認知機能症状の大半は疾患の観点で説明されるように見えるが，この観点だけで苦しみの全てを把握できるわけではない．さほど不安を抱きやすいわけでなく，また外向的という背景にもかかわらず症状が出現した．母のように晩年を老人ホームで過ごすような，進行性の認知症への不安が長年あった．診断がはっきりとしない状況で，認知機能について長年の不安が増大していた．よって，これら最近の苦しみの側面は，生活史の観点と特質の観点を合わせて理解できる．この４つの観点による定式化に基づいたシステマティックな治療としては，薬物療

法の他に，QOL を改善し健康や死の不安に支持・助言を行う個人精神療法が考えられる．

まとめ

S さんの病歴と精神科的現症に基づいて，ラウダー医師は血液検査，尿検査，神経心理検査，脳画像検査をオーダーした．尿検査は正常だった．血液検査では，血球数，生化学，甲状腺機能，ビタミン B_{12}，葉酸は正常だった．神経心理検査では，短期記憶，遂行機能，視覚学習・視空間プランニングと統合，オブジェクトの命名に障害が見られ，当初の認知症の印象を確認するものだった．脳 MRI では，脳梗塞，白質変化，その他の異常など，症状の原因となる明らかな所見はなかった．最初の治療計画の根幹はうつ病を治療し，認知機能に影響するかもしれない薬剤を中止することだった．

うつ病の治療のため，ラウダー医師は 3 ヶ月かけてミルタザピンを 30mg/就寝前まで増量し，同時にジアゼパムを漸減中止し，さらに個人精神療法を施した．気分は正常になり，身体の調子はとても良くなり，記憶障害はあまり気にしなくなったと述べる．下痢は消失し，体重は 10 ポンド（約 4.5kg）戻り，友人と定期的にランチするなど，趣味を再開した．

残念ながら，認知機能障害は残り，その後の 1 年で悪化した．運転するときに混乱したり，夫が気をつけて見守ってもガスコンロの火を付けっ放しにしたりすると，後に夫が報告している．うつ病の治療がうまくいっているにもかかわらず，症状が進行性に悪化していることから，ラウダー医師は診断をうつ病を伴う，アルツハイマー病による認知症と修正し，運転免許を返上するようすすめた．ラウダー医師は次に地元の認知症専門センターと協力し，S さんの認知症ケアプログラムを計画立案し，コリンエステラーゼ阻害薬を投与した．ラウダー医師は家族で継続的に見守ることを提案し，子どもや個人的に雇った在宅介護助手からのサポートを夫が提供した．修正された診断と夫への依存が強まったことで不安と恐れが再燃したが，完全な大うつ病エピソードには至らなかった．ラウダー医師は夫婦ともに診ることで，症状を生活史の観点のアプローチを用いて定式化し，QOL を最良にし，アルツハイマー病の診断によって生じた喪失感を乗り越え，疾患の次のステージに備えられるよう夫婦をサポートする戦略を発展させた．

要約

① 患者が脳の疾患で苦しんでいるとしても，精神症状は固有の生活史，気質の強さ，

脆弱性の組み合わせによって形成される.

② 強い治療関係を築くことで,患者と家族が疾患の異なった段階に対処し準備できる.

③ 通常の生活史のテーマからの逸脱した症候群のパターン(認知症と大うつ病のように)は,疾患としてより良く理解できる.

 Point

- 4つの観点をシステマティックに用いることで,疾患だけでは説明しきれない苦しみを他の観点で補完できた.また患者の全体像を理解することができ,それに基づいた治療につながった.

【文献】

1. Rabins PV, Lyketsos CG, Steele C. Practical Dementia Care. New York: Oxford University Press. 2006.

CASE 6

健康不安の重役

特質か疾患か？

　婦人科の特定看護師（NP）は，難治性の健康不安があるBさん46歳女性をハドソン医師の精神科外来に紹介した．特定看護師はBさんの同意を得て，見立てを共有するためハドソン医師に電話した．

（ハドソン医師による発言は　　部）

　Bさんをご紹介いただきありがとうございます，診察前に話せてありがたいです．

　先生に診察していただけるとお聞きして，本当にホッとしました．彼女は本当に助けを必要としています．何ヶ月も本来の自分ではない様子です．もともとは理性的で精神的に安定しているのですが，この6ヶ月以上は健康不安でおかしくなってしまって．でも100％何でもないと保証します．こうなり始めたのは，胸にしこりがある感じがするとマンモグラフィー検査をした頃からでしょうか．検査の結果はありがたいことに特に何もなかったのですが．でもその頃から，何度も私のオフィスに電話しては胸のしこりを訴えるようになりました，何もなく大丈夫だったのですが．診察するのは止めて，むしろなだめるのに時間を費やすようになりました．でも，私が何と言おうと不安が和らぐことはなかったようです．

　あなたがBさんを担当する前を含めて，このような精神状態になったことはありますか？

　ないと思います．申し上げたように，彼女はいつも非常に安定してそうでしたし，もう10年以上も知っています．かかりつけの内科医が最近SSRI（選択的セロトニン再取り込み阻害薬）を飲むようすすめようですが，実際に飲んでいたか分かりません．今回より前に，不安や抑うつの兆候をみたことはありません．

　分かりました．彼女に会う前に，他に私が知っておくべことはありますか？他に薬は飲んでいますか？

　数年は同じ経口避妊薬（低用量ノルエチンドロン－エチニルエストラジオールの合剤）を内服しています．他に医学的問題はありません．前回来たときは，血圧が135/85だったので，良い循環器内科医を知らないですか？と聞いてきました．乳がん以外の不安を聞いたのは，それが初めてです．

　なるほど．では診察をすることにします，ご紹介ありがとうございました．診察が

終わって同意が得られたら，折り返し連絡いたします．

（ハドソン医師は，Ｂさんをオフィスに笑顔で迎えた）

　こんにちはＢさん．はじめまして．あなたの担当の婦人科特定看護師と電話で話しました．彼女は，あなたはこれまでに精神科にかかったことはないと話していましたが，間違いないですね？

　はい，精神科に行くなんて思ってもみませんでした．

　まず，今日ここに来られた経緯について，少し話していただけますか？

　この一年は本当にひどかったです．最初は首だったのですが，次に胸のしこり，今はこの手のことで悩んでいます．ほら，この左側のここ見えます？これについて1ヶ月も悩んでいるんです．ついに昨日，皮膚科の先生に診てもらったんですが，ただのシミだから大丈夫って言われて，まだ信じられません．こんなこと言ったらおかしいと思われるかもしれませんし，もしかしたら本当におかしいのかもしれませんけれども．

　心配なのですね．今日はそういった心配について大いに時間を割きたいと思いますが，まずはあなた自身と背景についてお聞きしたいです．ご家族についても話していただけますか？

　あまりお話することはありません．1番下の弟のジョージが高校を卒業するまで，母は私たちと一緒に家に居ました．それから，町の図書館で働き始めました．今もそこでパート勤務しています．

　お父様は？

　近くにいたことはありません，特に10年くらい前に，母が父の不倫を発見して離婚してからは．それからは本当にほとんど会っていません，私はそれでも大丈夫です．理由は分からなかったですが，いつも父はとても怒りっぽかったし，たくさんお酒を飲んでいました．歳をとるにつれて性格が悪くなっていって，言いたいことだけ言って人の話は聞かない，という感じでした．母はそんな父のことをじっと我慢していて，聖人のような人でした．

（Ｂさんは両親の健康状態について聞かれ，両親とも元気だったと伝えた）

　ご両親は精神科にかかったことはありますか？

　そうですね，父はかかっておくべきでしたね．でも，もちろんどの精神科にもかかったことはありません．母はいつも健康でしたが，おそらく何か神経系の薬をときどき飲んでいたと思います．歳をとってから母は心配性になりました．

　ご両親はあなたが小さかった頃はうまくやっていらっしゃったのですか？

　いいえ．いつも喧嘩していました．クリスマスとイースターの休日に父が帰ってき

ても，今でも喧嘩します．父があんなことをした後でも家に来るのを許すなんて，私には考えられません．

あんなことというと……不倫ですか？

ええ，まぁ．しかも何度か母を殴っていたこともありました．打撲痕ができたり骨折したりというほどまで強くではないですけれども．でも，今でもあります．それでも母は父のことを怖がっていません．強い人です．

あなた自身はどうですか？怖いと思ったことは？殴られたことはありますか？

いえ，私たち子どもを殴ったことはありませんが，いつもみんな父を恐れていました．いつ父の怒りが爆発するか分かりませんでしたから．

弟さんがいるとおっしゃいましたが，妹さんは？

いえ，兄弟は3人だけです．1番下の弟のジョージが40歳で，私が1番年上で，あとチャーリーという真ん中の弟は43歳です．

彼らはどうされていますか？

とても元気にしています．ジョージは大麻をたくさん吸っていましたが，結婚する前に止めました．先日，1人目のかわいい男の子が産まれたばかりです．チャーリーは離婚しましたが，再婚しています．彼は大麻やお酒に手を出したことはないですけど，離婚後は少し辛い時期があったようです．抗うつ薬か何かを試したらしいですが，副作用がダメだったんじゃなかったかしら．チャーリーは私と色々よく似ていると思います．私も彼も，とても几帳面で，頑張り屋だと思います．彼は自営業で，高級クルーザーを造る仕事をしています．

ご親戚についても教えていただけませんか？心理的問題を持っている人や，アルコールやドラッグの問題がある人はいますか？

祖父，つまり父の父が70代で薬を過量服薬したことがあります．その後の数ヶ月は病院に通っていました．祖父は父にそっくりで，よく怒っていました．ウイスキーもたくさん飲んでいました．私の母の父も大酒家でしたが，いわゆる「楽しくビールを飲む人」でした．

ご家族で自殺した人はいますか？

いいえ．

（Bさんは，妊娠中，乳児期，幼少期を含めて，特に問題は認められなかった．）

学生時代のことや学校でどんな感じだったかを教えて下さい．

学校は楽しかったです．学校では，ほとんどの教科で成績はB（5段階評価で4）をもらうなど，良い生徒だったと思います．13歳でシラキュース（ニューヨーク州の地名）に引っ越しましたが，そこでの学生生活はあまり良いものではありませんでした．友達を作るのも早くにあきらめました．

　お父様とお祖父様の1人は飲酒問題があるとおっしゃいましたね？あなた自身は高校時代に飲酒したことはありますか？

　パーティーがある週末に少しだけです．お酒に弱いんです．学校では大麻の方が流行っていましたし，私も実は少しだけ夏休みに女友達と吸ったことはあります．でも学校が再開してからは，いつもの友達と遊ぶようになって，それ以降は吸ったことはありません．大学では高校時代より飲酒はむしろ少なかったと思います．週末にパーティーに行ったときに，ビール2杯程度でした．

　高校時代にデートはしましたか？

　高校1年生から卒業するまで付き合っていた彼がいました．

　その彼と性交渉はありましたか？

　いいえ，いっしょに遊びに行くくらいで，特に何も．そういうのは夫のブライアンとだけです．彼とでさえ，婚約して初めて一緒に寝るまでそういうことはしなかったです．

　ブライアンとはどこで出会ったんですか？

　2人ともシラキュース大学に通っていました．真面目に勉強している人は多くなかったですが，私たちだけはちゃんと授業に出ていました．それに加えて私たちはフルタイムで仕事をして，両親と一緒に暮らしていました．大学1年生のとき，彼は私と同じ生物学の実習グループにいて，一緒に勉強しました．大学3年生で婚約して，卒業してすぐに結婚しました．それからずっと一緒に居て，お互い幸せです．15年ほど前に湖のほとりに家を購入しました．住宅ローンを返済できるように計画も考えましたし，予定より1年前倒しで昨年に完済しました．

　旦那さんはあなたの病気についてどうお考えですか？

　彼は見当もつかないようです．最初はもちろん心配しましたが，最近は少し気でも狂ったんじゃないか，と思い始めたみたいです．でも彼のことは責めていません．

　旦那さんとの夫婦生活についてはどうですか？

　はい……私が病気になってからはセックスしていません．でも，それ以前も状況はあまり変わりません．子どもができてからは，だいたい月1回くらいでしたので．いつも彼の方から誘ってきました．おそらくお互いあまり性欲が強くないですし，だからそれでうまくいっていたと思います．

　いつ妊娠しましたか？

　家を買った頃だと思います．コーディーは15歳，ジャスティンが16歳だから．2人とも良い子です．ジャスティンの2年生の担任から，彼はもしかしたらADD（Attention Deficit Disorder）かもしれない，と言われました．かかりつけの小児医から中枢神経刺激薬のたぐいを処方されましたが，ジャスティンは飲んでくれません

でした．私も試しに飲んでみましたけど……なんかイライラする様になっただけでした．

　その薬の名前は何でしたか？

　ジェネリックでしたけれど……メチルフェニデートでした．

　その後あなたがどう過ごしてきたかをお聞きする前に，もう少しお聞きしますね．これまでのお仕事について話していただけませんか．

　大学生から同じところで働いています，ローカルビジネスをしている小さな会社です．ありがたいことに，まだ大企業に買収されずにいます．変わるのは嫌ですね．

　仕事でストレスは感じていましたか？

　そうでもないです．実際，仕事が好きです．3回昇進して，今はマネージャーをしています．対応しなければならない難局もときどき起こり，そういうのは少しストレスですが．でも実は，ストレスよりもむしろつまらないことの方が多いです．他のことでも色々と忙しいですし．例えば，自宅のデコレーションが終わったばかりですし，今は地下室の改装をしているんです．あと弟の仕事関係でパート勤務もしていますし．もしこれがうまくいけば，ゆくゆくは今の仕事を辞めるかもしれません．でもこの仕事は景気に左右されるんですよね．私は何かにすぐ飛びつくタイプじゃないんです．

　ご自身でのことを分かっておられるのですね．担当の婦人科特定看護師が長い知り合いで，精神的に安定してよくできた人だ，と言っていました．この数年の変化が起こる前までのご自身をどんな人だったと思いますか？

　そうですね，いつもきちんとしていて，目標志向だと思います．やらなきゃいけないことがあったとして，例えば家の掃除は隅から隅までしますし，湖畔の家を探していたときも，物件の1つひとつを全て調べました．夫は「犬に骨をあげたときみたいだな」って言います．何かに取りかかると，それが終わるまで他のことは何も考えられないんです．夫は気に入らないみたいですけれど，助けを求めることはありません．自分のルールとして，弱いところを見せたくないんだと思います．友達の中でも問題解決役になることが多いですし，前向きに物事を捉える方でした．でも，自分の健康がすごく不安になってから，そうでもなくなったんです．

　親友と呼べる人はいますか？

　どんな人とも仲良くやれますが，友達といるより家族と時間を過ごす方が多いです．夫は本当に1番の親友だと思います．

　自分の考えたことに対して疑いを持つ方だと思いますか？

　そうでもないです．あまり後悔することはありません．一度決めたことには自信を持っています．

　そういうのはしんどくありませんか？

　物事を一度まず全て考えてみるのが好きなんです．衝動的なのは嫌ですね．良い点と悪い点を天秤にかけて，自分がどうするべきか知りたいんです．良くない判断をした，と後悔するのは嫌なんです．思った通りになる，というのを確かめたいんです．ちょっと完璧主義の傾向があるかもしれませんね．

　とても自立心も強いようですね？

　はい．それで夫もやきもきするみたいです．もっと相談するべきだと思っているみたいですが，特にお金については，夫よりもずっと私は几帳面なんです．私にとって経済的に独立することはとても大事でした．母のような男性に依存する人にはなりたくなかったんです．

　普段は心配性だと思いますか？

　いいえ，とんでもない．物事を1回は通して考えてみますが，かといって心配する方ではありません．

　大げさな人だな，と言われたことはありますか？

　いいえ．だいたいみんなからは穏やかな人だと言われます．

　何をしているときが楽しいですか？

　申し上げたように，何かを引き受けることが多いんです．例えば，湖畔の家を探すとか，改装するとかなどです．これは私にとって楽しいんです．編み物をする忍耐力はないし，読書クラブなどに入るのも合いません．自分で取り組める，期間の長い大きなプロジェクトが好きです．

　では，今日どうしてここに来られたのか？ということに少し話題を変えます．これまでに今回のような健康不安はありましたか？

　いいえ，一度もありません．

　1日のうちほとんどの時間，気分が落ち込んだり悲しい気分だったりしたことは？

　高校生のときは，何度か気分が落ち込む時期がありましたが，いつもすぐ元に戻りました．母からは悲しみ期と呼ばれていました．

　それはどのくらい続きますか？

　ほとんどは2〜3週くらいです．そんなに頻繁に起こらなかったです，1年に3〜4回程度なもので．課題やレポート提出が多い，学期末の成績評価の時期にだいたいそうなりました．

　その時期はどんな感じだったのでしょう？

　あまり覚えていません．たしかあまりよく眠れなかったと思います．終わらせなければいけないことを考えては不安になって，夜遅くまで起きているという感じだったと思います．いつもほどにはご飯も食べられなくなって，動揺しやすくなって泣いてしまうなど，いつもの自分ではないみたいでした．

そういった時期に自殺を考えたことは？

いいえ．自殺を試みたことがある人は本で読んだ以外に聞いたことがありませんし，考えたこともありません．

大人になってからも同じような期間はありますか？

いいえ．今のようになったのを除いて，特にそういったことはありません．

（患者は躁状態，パニック障害，社交恐怖の有無について聞かれたが，いずれも否定した）

これまで抱えてこられた健康不安についてお聞きします．乳がんや皮膚がん以外の病気や，内服薬はありますか？

今も内服を続けている薬は，経口避妊薬だけです．コーディーが産まれてからずっと同じものを飲んでいます．

今の体調はどうか？といった質問をいくつかお聞きします．体重が増えた，あるいは減ったということはありますか？

こうなってから 20 ポンド（約 9kg）くらい減りました．

疲れやすいですか？

この 1 年くらいどんどん疲れやすくなっています．誰かに「調子どう？」と聞かれたら，最近はいつも「ヘトヘトよ」と答えています．

呼吸が苦しかったり，息が詰まったりは？

いつも息を止めているかのように感じていましたが，それに気づいてからは普通に息ができるようになりました．

便秘や下痢などはありますか？

最近まで何回か下痢しましたが，そんなに回数は多くないです．便通は 1 日に 1 回あります．まだ少し普段より緩い感じですけれども．

めまいや浮遊感は？

ありません．でも朝ベッドから起き上がったときに軽くあります．

甲状腺の病気はありますか？

知る限りでは特にありません．すごく毎日疲れるようになってから，担当の先生にチェックをお願いしたんですが，大丈夫だったと言っていました．

（注：ハドソン医師は全身状態の評価をしたが，ここでは B さんが訴えたことのみ挙げたと留意すること）

分かりました，では最後に調子良かったのはいつですか？その後に何が起きましたか？

えぇ，最後に調子が良いと思ったのは，おそらく 1 年ほど前になるんじゃないかしら．本当に寒くなってから，首の真ん中が痛くなりはじめました．ちょうどこの辺です（と頭蓋骨の基部を指した）．アスピリンを飲んでみましたが，あまり効果はありま

せんでした. 腫瘍なんじゃないかと不安に思って，もし死んでしまったら子どもたち
はどうなるんだ，と心配になりました.

　首の痛みに気づいてから，どういう経緯で腫瘍なんじゃないか？と思うようにな
ったのですか？

　分かりません. ただそう思ったんです. 首がズンズンと響くような感じで痛くなっ
て……腫瘍に違いないとひらめいたんです. かかりつけの先生はあまり取り合って
くれませんでした.

　担当医には何と言われたんですか？

　K 先生は，「寝違えでもしたんじゃないですか？すぐ良くなると思いますけど……」
って. MRI 検査をお願いしますって主張したらやってくれたのですが，結果は全く
正常でした. ほんの少しだけ椎間板の突出が見られたんですが，先生は私くらいの歳
なら誰にでも見られるもの，と言っていました. それでも納得できず腫瘍があると思
って，数週たっても痛みが治まらなかったので，神経内科の受診を予約したんです.
1 月のことでした. 早くて 4 週後に受診できるということだったのですが，その 4 週
はとても苦しかったです. 脊椎のがんなんじゃないか，といつも不安で頭がおかしく
なっていました. 予約の日が来てようやく少し安心できました. 担当の先生は私の頭
の先から足の先まで診察して，MRI 検査をしてくれました. その MRI 検査は全く正
常だったんです. 今回は椎間板の突出すらなかったんです！そのときから痛みがな
くなって安心できて，しばらくは元の自分にほとんど戻れたんです. 職場の友達も私
が冗談を言えるようになったって喜んでくれたので，引きこもっていたのが少し良
くなったんだと思いました.

　その頃に何か特別なストレスや困難があったということは？

　いえ，特にそういうことはないと思います. 夫のブライアンや子どもたちとも特に
何もなかったし，仕事も普段通りでした.

　脊椎に腫瘍やがんができた人が知り合いにいらっしゃるんですか？

　脊椎にではないんですが，メアリーという大学の友人のいとこが卵巣がんで亡く
なったばかりです.

　卵巣がんなんじゃないか，と不安になったことはありますか？

　ええ，今後もしかしたら実際にかかるかもしれないと思う病気を心配する傾向が
あると思います. ほとんどのものは，結局は大事に至らないのですが. しばらくの間，
便秘が続いていたので，もしかしたら大腸がんとインターネットで毎日夜遅くま
で色々と調べていた時期があります. そうしたら，炎症を起こした腺からの外陰部が
んと分かって，頭痛の原因は脳腫瘍と分かったんです. 乳がんがたぶん一番ひどくて，
メアリーのいとこが亡くなってから始まりました. 先生から乳がんのセルフチェッ

クの仕方を教えてもらってから，自分でチェックしていたのですが，これまでは何も
なかったんです．でもこの夏に胸にしこりがあると感じて，そのときはとても驚きま
した．それからは毎日触れるので，仕事中でも1日に6〜7回もトイレに行ってチェ
ックしました．先生からは止めなさいと言われていますが，未だに週に一度はチェッ
クしてしまいます．最初の診察で先生はしこりを触れないと言いましたが，翌週にマ
ンモグラフィー検査を予約してくれました．家に帰ってから，検査結果がどう出るか
と考えるとものすごく怖くなって，病院に電話して検査を2週延期してもらったん
です．でも，そうしたらもし本当にがんだったら転移もしているだろうし，できるだ
け早く診断した方が良いんじゃないかと思って，ものすごく不安になりました．自分
の考えがコントロールできませんでした．マンモグラフィー検査をしてからは本当
に最悪な日々で，でもおかげさまで結果は何もなく大丈夫だったんです．それでよう
やく胸をなで下ろしたんです．

どのくらいの間大丈夫でしたか？

1ヶ月くらいは大丈夫でした．仕事も忙しくなったし，家の地下室の改装という大
きな目標もできたので．でもダメかもしれない，みたいな痛烈な感情がまた戻ってき
たんです．かかりつけの内科では，血圧が高いと気づいてしまったんです．健康そう
だった女性が，買った食料品を運んでいる途中に心臓発作で亡くなった，っていう話
を知ってますでしょ？その人みたいに私もなってしまうんじゃないかって思うんで
す．

そういったとても困った考えがまた戻ってきてしまったんですね，お気の毒に思
います．それ以降，その症状に対して何か薬は飲んでおられますか？

はい，でも薬は有害無益でしかなかったんです．去年，MRIで精密検査を受けた
頃にアルプラゾラムを2〜3回飲みました．たぶん0.5mgで，たいした量ではなかっ
たと思いますが，依存にはなりたくなかったんです．その1年でたぶん15回以下し
か飲んでないと思います．今年はセルトラリンを処方されましたが，大嫌いです．眠
れないんですもの．吐き気がひどいのと，インフルエンザにかかったような感じもし
ます．

用量はどのくらいだったか覚えておられますか？

25mgから始めましたが，錠剤を四分の一に切って飲んでも気持ち悪かったです．
その後2〜3週で内服するのを止めました．去年の10月のことです．

不安を和らげるのに，薬でも他のものでもいいですが，何か役に立ったものはあり
ますか？

インターネットで読んだことはほとんど役に立ちませんでした．運動は少しだけ
良かったですが，セロトニンが多く含まれる食品を試しても全然ダメでした．自分が

とても不健康に思えて，病気になる悪い運命にある感じがします．

診察した医師らがいくら身体的に問題はないと言っても，あなたは今も体の病気が問題と思っておられるようですね．

はい，その通りです．でも，自分の中でも不合理なことと少し分かってきたので，今こうしてここに居ます．

……ということは，精神的な問題という可能性もお考えなのですね？

そこに行き着いたと思います，はい．

最近の睡眠はいかがですか？

この1年，朝まで一度も起きずにちゃんと眠れたことはないと思います．夜明け前に何か不安になって目が醒めて，もう一度寝付けなくて困ります．ほとんど毎日朝4時に目が醒めて，その後も眠れません．

それは疲れてしまいますね．

申し上げたように本当にヘトヘトなんですが，何かするように自身を奮い立たせています．色々心配するからヘトヘトに疲れてしまうと思います．他のことを考えるのは本当に難しい状況です．だから仕事がつまらないんだと思います．以前ほどモチベーションが湧きません．仕事で小さなミスすらするようになってしまいました．幸い全てのミスは把握できていると思うんですが．

あと体重が減ったとおっしゃいましたよね？食欲がないんですか？

ひどいもんです，20ポンド（約9kg）もこの1年で落ちたんですから．

性欲についてはどうでしょうか？最近，性的な関心に変化はありましたか？

それは昔からあまり関心ないです．結婚当初は今よりもセックスは多かったですが，それは私よりも夫にとって大事だったと思います．子どもが生まれていたので，するかしないかは私が決められました．

精神科的現症：Bさんは細身の女性である．アイロンを当てたスラックスとブラウスを着用し，整容は保たれている．髪は適切にまとめられ，化粧に派手さはなく最小限である．歩容は正常であり，静かに足を組んで着席している．手指振戦はない．診察には協力的で答えは丁寧である．視線は合うものの頻繁にうつむきがちである．涙ぐむこともあるが，笑顔や笑うこともよくある．発話は，声量，速度，リズム，イントネーション，頻度，自発性など特に問題なく，思考障害を疑う所見はない．悲しい気分であると言い，物事も悲観的に見てしまうと付け足したが，アンヘドニアは否定する．子どもを愛する，成功した良い人間と自身を評価する．将来について問われると「いつも明るいと思っていたが，今後どこに向かって行くのだろう？と現在は不安に思っている」と述べる．直接的に今後の見通しを期待できそうかと問

われると，そう思うと述べる．消極的な希死念慮および他殺念慮は否定する．健康状態が悪いと信じており，また致死的な病気と診断されるのは「時間の問題」だと信じている．体調変化に過敏で，警戒感が上がったと言う．いつも健康状態を心配し，今も「非常事態」「いつも息を止めている感じ」と述べる．幻覚，妄想，強迫観念，そして強迫行為は否定する．病気じゃないかという不安を除いて恐怖症なし．会話の語彙から判断すると，知能は平均以上と思われる．主治医が大丈夫であると保証してもなお致死的な病気にかかっていると心配するのは不合理ではないか？と気づいており，根本的には精神的な問題かもしれないと考えている点から，自身に対する洞察は保たれていると考える．生理学的に原因があると思っている様々な身体的愁訴に対して各専門医を受診しており，判断力は障害されている．MMSE は30/30．

▨▨ 考察

ステップ 2-4：病歴，精神科的現症，周囲からの情報 ⋯⋯⋯⋯⋯⋯

　Bさんは，1年以上にわたる過度な健康不安のため，婦人科特定看護師にすすめられて来院した．健康不安について検査結果が陰性であることで一時的に安心できるが，結局はすぐに新たな健康不安が生じて客観的な安心を求めるようになる．Bさんと担当の特定看護師によると，普段は精神的にも安定した理性的な女性で，教育面，仕事面，家族の役割でも成功した人である．思春期に軽症うつ病エピソードを経験していたかもしれないが，これまで精神科で治療を受けたことはない．彼女はもともと健康であり，1年以上前はどんなことでも過度な不安を感じなかった．本CASEでは，Bさんの年単位で続く，健康に対する過度な不安を，どう解釈するべきかを試される．

　Bさんは3人兄弟の1番年上で，中流階級の家に生まれた．幼少期，思春期は家庭における身体的暴力の目撃によって特徴づけられる．高校時代は勤勉な学生で特定の付き合っている彼氏がおり，性交渉の経験はなかった．高校時代に少量のアルコールと大麻は経験したことがある．自身を「目標志向」「駆り立てられやすい人」と形容する．おそらく，思春期の心身発達の問題をうまく切り抜け，父の問題行動も同様にうまく切り抜けたものと思われる．アルコールは大学時代に少し飲んだが，違法薬物は使用したことはない．授業は全て出席して仕事もフルタイムでこなし，そこで今の夫に出会った．大学卒業後に結婚した．夫と共に貯金し，家を購入した．これまで25年にわたり1つの同じ会社で就労し，少しずつ責任ある仕事をするようになった．夫との間には10代の子どもが2人いる．過去25年，そのときどき

の人生における役割（成人し，結婚し，家庭を持ち，そして母になり，など）を，集中して駆り立てられるように，こなしてきた．

　1年前に，大学の友人のいとこが卵巣がんと診断され治療を受けた．それからBさんは健康状態について心配するようになり，最初は脊椎のがんを心配することから始まった．検査結果が陰性と分かると，不安の対象は大腸，外陰部，脳，そして乳房と移動した．最近は血圧を過度に心配していたが，今は皮膚がんを心配している．不安に加え，夜中に頻繁に目が醒め，早朝覚醒もある睡眠障害にこの1年は苦しんでいる．食欲は低下し，1年で20ポンド（約9kg）の体重減少がみられる．性欲に変化はなく，以前から低く子どもが生まれてから特に変化はないとのことだが，精神症状が出現してからは夫と性的関係がない．症状をめぐる悲しい気持ちを話し，涙ぐんで悲しそうだった．気力低下，モチベーションの低下，そして集中力の低下も見られる．自身のことを不健康だと思っている．良い人のようだが，将来に不安があり，自己評価が低い．しかし，全体としては希望を持ち，生きたいと願っている．自傷の意思はない．煩わしく不合理だと思っている，長引く健康不安から解放されたいと思っている．

ステップ5：各観点からの検討

▶生活史の観点

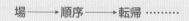

　Bさんの最近の健康不安は，1年前に友人のいとこが卵巣がんと診断されたところから始まった．友人のいとこの診断を受けて，最初は脊椎がんなのではないかと心配した．検査することで脊椎がんに対する不安が和らいだ後も，大腸がん，外陰部がん，そして脳腫瘍と対象を変えて不安が続いた．友人のいとこが亡くなった後は，不安は主に胸部に対するものとなり，自分で調べて感じたしこりについて複数のマンモグラフィー検査を受けた．結果が陰性と分かると不安は和らいだ．他の部位のがんについての一連の不安と異なり，検査結果で陰性が示されても乳がんに対する不安は持続した．本CASEの場合，友人のいとこの診断を受けて突然発症し，そのいとこの死により増悪した病気の説明に役立つものとして，生活史による理由づけが考えられる．そして，もし症状がより重症でなく持続していなければ，おそらく生活史による理由づけで病因を説明できただろう．しかし，この線で理由づけるといくつか問題が出てくる．1つ目として，完全に見知らぬ人の病気を知ったことと，自身が発症したことが，たまたま同時だった可能性がある．普段の生活で，

私たちは他人の病気や死についてほぼ毎日のように聞き及んでいる．2つ目として，現在の状態は，これまでの彼女の世間との関わり方からかなり急激で極端に逸脱しており，生活史の観点だけで完全に説明するには不十分と思われる．生活史の観点はいくらか説明的価値はあるが，現在の病気を完全に説明するには不十分と結論づけられる．

▶特質の観点

これまでの人生で，Bさんはいつも情緒的に安定した理性的な女性だった．自身のことを「とてもきちんとした」「目標志向型の人間」だと表現している．「決して弱みを見せないように」していると述べ，一般的にあたたかみのある朗らかな人である．基本的には情緒的に安定した，現在よりも過去や未来に焦点を当てる人である．このように気質は，内向─外向性特質という観点からすると，極端ではないが内向的寄りである．いつもは健康やその他の不安に囚われてしまうような人ではなく，家族，友人，そして同僚とそこまで親密な関係は築かないものの，気楽に付き合いを楽しめる．決断をするときは慎重で思慮深く，リスクを避けるようにしている．彼女の気質を考えれば，次々に出現する複数かつ持続する健康不安（すなわち病気の始まり）がかなり突発的に発症していることは説明できないかもしれないが，一方でその特徴と持続性については説明できるかもしれない．未来に対する姿勢は強迫性とオーバーラップし（その議論は本書の範疇を超えるが），これは病気に関連した思考や行動にも影響を与えている．「そうですね，いつもきちんとしていて，目標志向だと思います．やらなきゃいけないことがあったとして，例えば家の掃除は隅から隅までしますし，湖畔の家を探していたときも，物件の1つひとつを全て調べました．夫は『犬に骨をあげたときみたいだな』って言います．何かに取りかかると，それが終わるまで他のことは何も考えられないんです」と話していたが，このような（すなわち病態形成へ影響するような）姿勢は，未来志向の考え方や行動と調和して，痛みやシミなどに対する思考や行動を形成する[1-3]．この変化は通常の内向性の延長にあるが，健康に対して過度の不安を抱いている現状は，気質だけでは十分に説明できない．以上より現在の状態は，輪郭と持続性は特質の観点で一部は説明できるかもしれないが，どのような人かだけで説明できない，と結論づけられる．

▶行動の観点

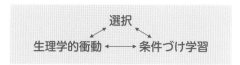

　Bさんは後天的に学習した目標志向型の行動パターンに陥っている．自分で見つけた胸のしこりのような様々な身体的知覚を説明できる医療を求めている．繰り返す医療機関の受診などの反復行動で初発の症状について納得できるとは思えないが，これはある種の終わりに到達するため行っており，持続性には関連すると考えられる．症状に注意をはらうため，主治医らは不安に対し診断的検査をオーダーしてきた．このような医療行為は，一部の患者には繰り返しの受診行動を増悪させてしまうが，Bさんの場合は救いを求める行動を繰り返させたとはいえ増悪させるまでに至らなかった．これら一部の患者たちは，同じ症状を訴えては次から次へと医療機関を受診するか，インターネットの記事を漁ることになる．そして全ての医療機関やインターネットの記事がおおむね一致した見解だったとしても，その見解が一致しているということではなく，医療提供者や記事が完璧に同じというわけではないことに気づく[4]．Bさんは新たな症状の病因を突き止めるためではなく，不快な状況（「物事が大丈夫ではない，自分は安全ではないという不快さが再発した状況」）を取りのぞくために医療機関を訪れている．よって，行動の観点の3要素である選択，生理的あるいは獲得された衝動，そして条件づけ学習は，気質の観点と比べると病状を理解するのには関連していないと言える．

▶疾患の観点

臨床症状 ──→ 病理学的過程 ──→ 病因

　本CASEの場合，Bさんの過度な健康不安は大うつ病性障害と関連した臨床症候群（同時に起こることが多い症状群）として起こっている．不安の方が不快な気分として悲しみよりも目立つ（躁病で興奮や易怒性が多幸感よりもよく見られるのと似ている）．病状は，青年期にあったかもしれないうつ病エピソードを背景に起きている．（人の病気を知ったことは重要な発症要因かもしれないという疑念は残り，心配事や疑念の内容を決定する要因とは対照的ではあるものの）現在の状態は突発的に起こっている．Bさんに見られる大うつ病性障害の特徴として，睡眠障害，食欲低下，体重減少，性的関心の低下，悲観的気分，気力やモチベーションの低下，集

中力の低下，そして自身が不健康であると考えていることがある．

　Bさんの医学的に説明のつかない訴えの数々が精神科紹介につながったものだとしても，系統学的評価をすることで，大うつ病性障害が健康不安により一部分だけ表現されていると分かる．他のうつ病患者は経済的なこと，自己価値観，あるいは他のことに対する不安を表現するかもしれない．Bさんの健康不安は，気質が未来志向的で強迫的な側面があるために形成されている．

　心気症は医学的に説明のつかない身体的愁訴で，症候性の特徴はなく，臨床病理学的に脳機能障害や脳構造との関係は認められず，疾患の観点からはうまく理解できない．しかしCASEによっては，医学的に説明がつかない身体愁訴は，私たちが病気と思っているもの（例えば，大うつ病性障害の心気妄想や寄生虫妄想症）やその他のまだ立場のはっきりしない精神疾患（例えば身体醜形恐怖）の兆候として理解することができる．疾患的な観点から最もうまく説明できる精神疾患というのは，脳構造あるいは脳機能における異常があるもの，または「壊れた部分」があるもので，予測可能な経過をたどる特徴的な症状群を生じる疾患である．よって以上から考えると，疾患による理由付けはBさんの過度な健康不安を説明するのに役立つ．Bさんの心気症は疾患，あるいは彼女が「持っている」もの，としては十分に説明できないが，不眠，食欲低下，悲観的気分，気力の低下といった症状を伴っており，臨床経過を同じくたどる症状群（すなわち，うつ病の臨床症状）を示している．そしてこれらの症状は，いずれは病理学的に脳構造か脳機能の異常，あるいは「壊れた部分」として病因が明らかにされるだろう．

ステップ6-7：定式化と治療計画

　Bさんの内科医，神経内科医，婦人科特定看護師は身体愁訴に焦点を当てたが，症状が医学的に説明がつかないため精神科へ紹介することにした．対照的に，精神科医は医学的に説明のつかない身体愁訴に集中せず，システマティックな病歴聴取と精神状態の評価を行い，4つの観点全てから彼女の現在を考察した．この方法を用いることで，2つの主要な要素が明らかになる：1つは未来志向や強迫性の気質であり，もう1つは大うつ病性障害の症候である．Bさんの気質は思考や行動に見られる．どうすれば自分はがんではないと分かるか知りたいと思っており，そのために自身を安心させられる医療機関を求めて訪れている．「予約の日が来てようやく少し安心できました．担当の先生は私の頭の先から足の先まで診察して，MRI検査をしてくれました．そのMRI検査は全く正常だったんです．今回は椎間板の突出すらなかったんです！そのときから痛みがなくなって安心できて，しばらくは元の自分にほとんど戻れたんです．」と話したが，助けを求める行動は，安心を求めて受

診した医師らによりむしろ強化されてしまった．どうすれば身体症状ががんではないと証明できるのか思いながらも，陰性の検査結果を証明と思うことはできず，たくさんの受診という主要なイベントにつながったのは疑い深さの結果である．この疑い深さこそが，彼女が世間にアプローチする方法であり，とても几帳面で目標志向な気質の要素である．このように助けを求める行動は，究極的にはどんな人間「である」か示しており，突然起きた症候群＝大うつ病性障害を形成している．

　主に特質と疾患の２つの観点から，彼女がどんな人「である」か，彼女が何を「持っている」か，を通じてＢさんの病気を理解すると，初期の治療目標をどう設定するべきか分かる．病理学的病因や大うつ病性障害の疾患メカニズムは未知だが，薬物療法と個人精神療法の併用はすすめられる．大うつ病性障害は気質によって顕著に形成されているので，精神療法の主な目標は身体愁訴について異なる反応をとるように導くことだろう．現状が，「遭遇した」イベントあるいは現在「する」ことから生じているとする証拠はほとんどないが，全ての病気がそうであるように，彼女の病気も人生が絡んで生じている．そのため，精神療法の次の目標は，病気に対して別のより適切な理解の仕方を見つけられるように助けることで，心理学的性質や（「こんなこと言ったらおかしいと思われるかもしれませんし，もしかしたら本当におかしいのかもしれませんけれども.」と面接時に話していたような）病気の原因と関連する喪失感と戦うということになるだろう．次の治療目標は，全ての身体愁訴について保証を追い求める習慣的サイクルを断ち切る助けをすることである．

まとめ

　ハドソン医師は薬物療法と精神療法の併用をすすめ，Ｂさんは同意した．過去に低用量のセルトラリン（25mg/日）で副作用があったため，初めに超低用量のシタロプラム（2.5mg/日）（注：日本では未承認）を処方し，次にフルオキセチン（1mg/日）（注：日本では未承認）とした．しかし彼女はこれらの薬物療法でめまいや吐き気をきたしたので，最終的にはブプロピオン（注：日本では未承認）が50mg/日で開始され，150mg/日まで増量された．こうすることで忍容性も良く保たれた．加えて，個人認知行動療法のコースにもうまく取り組めた．不安や適さない思考・行動と戦うため，優れた知性，決断力，ストイックさというパーソナリティの強さを引き上げるようにハドソン医師はアドバイスした．彼女は広く自身の状態についての本を読んだ．毎朝最低 30 分は心血管系運動を行い，続いて 30 分は瞑想・リラックスの練習を行うようにした．１日を通して，日記を書くことで自身の思考と向き合った．薬物療法と精神療法を併用して１年経つと，Ｂさんは元に戻ったように感じた．夫が生命に危険のある病気で入院したり，同僚が乳がんの診断を受けたり，

などの多数のライフイベントがあったが，症状は再発しなかった．今は 150mg/日のブプロピオンを毎日内服しており，年に 2 回の支持的精神療法を受けている．

要約

① 精神科的評価の一部として毎回，全身状態の評価が含まれていることは重要であり，とりわけ医学的に説明のつかない身体愁訴を訴える患者に対して重要である．

② 医学的に説明のつかない身体愁訴が特徴となる病気を理解するには，システマティックな病歴および精神状態の評価だけでなく，広く臨床的に 4 つの観点を統合することが必要である．

③ 心気的な症状は，大うつ病性障害のような疾患の兆候として生じることもある．

✓ Point

- 4 つの観点をシステマティックに用いることで，特質と疾患による説明ができた．また，これらを踏まえた治療目標を設定できた．

【文献】

1. Sakai R, Nestoriuc Y, Nolido NV, Barsky AJ. The prevalence of personality disorders in hypochondriasis. J Clin Psychiatry. 71(1): 41-47, 2010.
2. Kaminsky MJ, Slavney PR. Hysterical and obsessional features in patients with Briquet's Syndrome (somatization disorder). Psychol Med. 13(1): 111-120, 1983.
3. McHugh PR, Slavney PR. The Perspectives of Psychiatry. Second ed. Baltimore: Johns Hopkins University Press. 1998.
4. Slavney PR. The hypochondriacal patient and Murphy's "Law." Gen Hosp Psychiatry. 9(4): 302-303, 1987.

CASE 7
若い女性の肥満恐怖
食行動の異常

　ベリッジ医師はAさんを診察する．彼女は28歳女性で，大学院に入るため3ヶ月前にニューヨークから引っ越した．Aさんはこれからの精神科外来治療を探している.

（ベリッジ医師による発言は　　　部）

　おはようございます，Aさん．お目にかかれて嬉しいです．あなたの記録を受け取って，ニューヨークにいるあなたの精神科医，L医師と話しましたが，あなたのことをよく知り，お役に立てるようにいくつか質問をさせていただいてもよろしいでしょうか.

　もちろん．そのためにここにいますから.

　良かった．あなたのご両親について少し教えていただけますか？

　ええ，母はマドリッドで生まれて14歳まで過ごし，ボーディングスクール（全寮制の寄宿学校）に通うためにこの国に来ました．彼女は今51歳ですが人生で働いたことがないんです.

　彼女は専業主婦でしたか？

　むしろ専業酔っぱらいですかね.

　彼女はアルコール依存症以外に精神的な問題はありますか？

　ええ，彼女は双極性障害でリチウムを飲んでいます．でも母は私のように体重が増えたりしないんです．母は理由があって生まれつきのやせ型です．何度か入院したこともあります.

　お父さんはどうですか？飲みますか？

　全く飲まないです．父はスミス大の教授です．父がずっと母に耐えているのはどうしてだか私には分かりません．父には何の問題もないんです，母以外は.

　兄弟や姉妹はいますか？

　2歳年上の姉が1人いるだけです．言ってみれば彼女が私たちの中で1番「精神的に安定して」（患者はダブルクオーテーションサインをする）います.

　彼女は何をしていますか？

　彼女は結婚して，子どもがいて，アマースト（マサチューセッツ州の都市）のヴィ

JCOPY 498-22960

クトリア様式の家にいます.

　彼女によく会いますか？

　余程でないと会わないです. 彼女が悪い人間だとかそういうのではなくて, 私たちは単にとても違うんです. 彼女も子どもの学校でボランティアをする以外は仕事をしないんです. 彼女は毎夏にマーサズ・ヴィニヤード（マサチューセッツ州の島）に行っています. ああ, 彼女は300ポンド（約136kg）も体重があるんです.

　彼女は幸せですか？

　はい, でもなぜそうなのか想像がつかない. あれが私の人生だったら自分を撃ち殺します.

　あなたの家族で自殺を試みた人はいますか？

　母が……何度か.

　それはお気の毒ですね. あなたはどうでしたか？

　分かりません. たぶん慣れてしまいました. 母は酒を飲んで, 過量服薬して, 病院に行って, それは私たちにとって日常でした. ナニー（住み込みのベビーシッター）がいたので, 母が仕事をしなくても, 母がいなくて寂しかったとかそういうのはないです.

（Aさんは胎児. 乳幼児. そして子どもの頃の問題を否定する.）

　最終学歴を教えて下さい.

　実はまだ学校に行っています. 人材についての博士課程に通っています. 学校ではいつもうまくやっていました. シラキュース（ニューヨーク州の都市. シラキュース大学が有名）のそばのハミルトン大学で経済学を学びました. そしてニューヨークの投資銀行で何年か働きましたが, 私は嫌いでした. 私は全く違うことをする必要があると決断しました. それでここにいます.

　誰かと今デートすることはありますか？

　いいえ. それは何年かしていませんね.

　過去の関係はどんなものでしたか？

　そんなに多くないです. 初めてのボーイフレンドは大学でした. 4年生で1学期の間イタリアにいたときのことです. それから, およそ1年前に, 大学1年から知っている男と付き合いましたが, それも長くは続きませんでした. 彼はあまりにクソッタレで.

　もうすこし別の, 穏やかな表現はありませんか？

　おお, 分かりました. ええ, 彼は怠け者で酔っぱらいでした.

　ありがとう. お酒は飲んだことがありますか？

　ええ, 大学のときはいくらか飲みました. そしておそらく今は機会飲酒です. 夕食

に出かけるときやパーティーでグラスワインを 1 杯とかです．問題になったことは
ないです．数年前に一度だけ，投資会社で働いていたときに，酔っぱらって会社に行
ったんです．ストレスに打ちのめされて，何か違うものを試してみたかったんです．
何の助けにもなりませんでしたが．だから二度としませんでした．

　飲みすぎて，何をしていたか次の日に覚えていないことがありましたか？

　いいえ．そういうのはないです．そんな感じで制御不能になるのは本当に好きじゃ
ないんです．それに，カロリーを摂りたくないので．

　違法な薬物を使ったことはありますか？

　いいえ．一度も．

　L 医師はあなたがかなり真面目な人だと言いました．彼は「完璧主義」という言葉
を使ったと思いますが，あなた自身を見てそうですか？

　ええ，私は他の人みたいに半端な仕事はしません．それが彼の言いたいことならそ
うです．私はいつもそんな感じです．基準が高いと思います．でも仕事が全てじゃな
いです．一生懸命遊びもしたいです．テニスはいつも大好きです．彼がそう言うと，
なんだか怒りたくなります．「完璧主義」は私には厳しい言い方に聞こえますね．

　念入りと言ったらもっと良かったですか？

　ええ，それはいいですわ．悪いことじゃないですよ．ねえ．

　そうですね．念入りになるのはある環境では，あるいは節制のときには持つべき素
晴らしい特性ですね．A さん，初めて精神科にかかったり，カウンセリングを探した
りしたのはいつですか？

　大学 2 年のときです．ルームメイトが怖かったので．寮のスタッフがカウンセリン
グセンターに送ってくれました．

　何が怖かったのですか？

　私は大学 1 年生で体重が増えました．1 年生は 15 ポンド（約 6.8kg）増えるって言
うでしょ．それで食事を抜いて運動を始めました．それでおそらく彼らは私に問題が
あると思ったんです．

　大学に入る前は食事の問題はなかったですか？

　いいえ，なかったです．高校でたくさんのスポーツをしました．クロスカントリー
をしたり，テニスやサッカーをしたりしました．食べたいものを何でも食べられて，
何の問題もありませんでした．

　学校生活はどうでしたか？

　良かったです．学校が本当に好きでした．友達もいました．私はしばしば自分に大
きすぎるプレッシャーをかけていたと思うのですが，ほとんど全て A の成績をとっ
て，14〜15 歳から大学のテニスチームにも参加していました．それで第 1 希望のハ

ミルトン大学に入れたので全て報われました.

　高校時代にそんなプレッシャーがかかっていて，特に落ち込んでいると感じたことはありませんか？

　ないです．ほとんどの場面で自分はかなり幸せだと考えていました.

　大学に行ってどうでしたか？

　研究者になりたいと決めたので，テニスのために学校に行くことはしないで，遊ぶこともほとんどやめました．それで少し学校にストレスを感じて，たくさんのジャンクフードを食べ始めました．どれくらい体重が増えたか気づいたときはびっくりしました．姉が最初の1学期で40ポンド（約18.1kg）体重が増えて，母がどう反応したかを見ていたんです ── あらゆる皮肉なコメントと，買い物で ── やりたい放題させていました．私がサンクスギビングで家に帰ったときに，あの性悪女が私にも同じことをしようとしたけど，追っ払いました.

　大学1年のとき気分はどうでしたか？

　至って普通です．スポーツがないと，たくさんの友達を作るのは簡単ではなかったです．一緒に活動するチームメイトがいなかったという意味です．でも週末に出かけていました．おそらく他の人ほど多くないですが．おそらくほとんどの友人より勉強していました．いい成績を取ることに本当に熱中していました.

　それで，あなたは体重が増えて，ダイエットを始めたのですか？

　2日絶食して，それから1日何でも食べたいものを食べる，という計画を自分に立てました．食べられる日は，自動販売機でシリアルとキャンディを買って，顔中に詰め込んでいました ── 山のようなジャンクフードを ──.

　それであなたは運動を始めたのですか？

　ええ，でもそれは2年になってからです．最初は単に健康のため，1日3マイル（約4.8km）走ろうみたいな．高校時代に走っていた距離と比べると大したことないです．2年のある日，10本のキャンディバーを食べて，それから自分で吐き出そうと決意しました.

　どのくらいの頻度でそれを？

　その1回だけです．とても気まずく感じました．その頃にリサーチアシスタントが私をカウンセラーに行かせました．全く悪い冗談です．あのケツ野……まぬけは私が性的虐待を受けていると言ったので，1回だけで行かなくなったんです.

　行かなかったんですか？

　ええ！

　ではあなたは本当に助けを得なかったのですか？

　ええ．でも二度と吐くことはなかったです ── ええ，学校にいる間はとにかく ──.

それで，2年が終わった夏に（注：アメリカの新学年は秋に始まる），1日6マイル走ることにして，600から800キロカロリーを摂取するようにしました．

それで体重が減ったんですか？

ええ，そうです．3年の2月までに，113ポンド（約51.3kg）まで減りました．

それは大学に入ったときよりも少ないですか？

ええ．1年生の初めは120ポンド（約54.4kg）でした．

それで身長は？

5フィート7インチ（約170.2cm）．

それで2年のときにあなたはカロリー制限をして，運動をたくさんした．嘔吐をまたすることはなかったにしても，まだむちゃ食いをしていました？

週末だけでした．

下剤や利尿薬ややせ薬を使ったことは？

いいえ．

学校の成績に影響はありましたか？

いいえ．空腹でも何とかAの成績をとりました．もし私がアイビー・リーグ（米国の有名私大群）に行っていたら問題があったかもしれませんが，ハミルトンはそんなに大変ではなかったので．

あなたは体重が113ポンド（約51.3kg）で幸せでしたか？それとももう少し体重を減らさなくてはいけないと思いましたか？

最初は体重をより減らせればよりキレイに見えると思いました．でもある日自分の腕を鏡で見て，あまりの細さに恐怖を感じました．拒食症の記事もその頃に読んで，私のことを書いてるんだと感じました．それはあのダメなカウンセラーに通った後です．

そのときにまた助けを求めましたか？

いいえ．運動を減らして，食事を少し増やすことにしました．イタリアに行ったときは私の体重は120から125ポンド（約54.4kgから56.7kg）の間に増えました．

自身でそれができたということは素晴らしいですね．

ええ，でも体重が減ると気分がとても良かったです．

生理が止まったことは？

高校生の頃は2年ほど生理がありませんでした．その頃はスポーツをしていましたが．でもその後の生理はいつも順調でした．

（Aさんは医学的な問題，外科手術，そして薬物アレルギーが特にないと話した．）

大学1年のあとの学生生活はどうでしたか？

申し上げた通り，人と知り合うことに問題がありました．母は私が人と出会えるよ

うに社交クラブに入ったらいいと考えました．それでそうしたんですが，もちろん私はいやでした．ほとんどの人たちは酒を飲むこととセックスにハマっているだけでした．最終的に2〜3人好きな人ができましたが，ほとんど1人ぼっちで過ごしていました．

　そのうち誰かと今も連絡を取っていたりしますか？

　いいえ．全く．

　あなたは大学時代にボーイフレンドがいたと言いましたね？

　ええ．カルロスと言います．彼は良かったです！私が付き合った最初の男性でした．でも1学期の間しか続きませんでした．彼はイタリア人で，私たちのどちらも遠距離恋愛を望んでいなかったんです．

　そして話を聞いているとあなたは性的虐待を受けたことはないということですか？

　その通りです．一度もないです（Aさんは目をぐるりと回す）．

　それで，あなたがイタリアにいてボーイフレンドがいたとき，食事や運動の習慣はどうでしたか？

　イタリアに行く前に走るのを完全にやめました．向こうにはハイキングに良い場所がいくつかあったので，ハイキングをたくさんしました．体重を減らすためではなく，単に好きだったからです．向こうでは健康的に食べようとしましたが，食事があまりにも素晴らしくて，ジェラートが大好きで，結局何度かむちゃ食いをしました．でもその帳尻を合わせるために食べなかったりしました．

　向こうでは体重を測りましたか？

　いいえ．体重計を持っていなかったので．それとキログラムだと自分が何キロが適切か分からなくて（注：イタリアでは体重はキログラムだがアメリカでは体重はポンドを用いる）．

　それで，いつ学校に戻ってきましたか？

　4年の冬です．体重がまた増えていることに気づいて，ダイエットを再開しました．戻ってきてから，投資銀行でインターンとして働き始めました．22歳でした．あれはまさに圧力鍋（のようなプレッシャー）でした．ストレスに対処するためにまたむちゃ食いを始めました．それでまた吐くようになりましたが，それほどひどくなかったです．たくさんの激しい気分の波にも気づいて，そのときにL先生の診察を受けるようになりました．彼は私にあらゆる種類の薬を試しました．大体1ダースの種類の違う薬を6年で飲みました．

　それは彼が書いていますね．あなたはフルオキセチン（注：日本では未承認），セルトラリン，パロキセチン，シタロプラム（注：日本では未承認），ベンラファキシ

ン（注：日本では未承認），リチウム，バルプロ酸，リスペリドン，そしてクロナゼパム．全て覚えていますか？

　ええ，たぶんいくつかは．

　効果があった薬はありますか？

　なかったと思います．薬は全て私の体重を増やしたので，もし効果があったとしても，飲み続けたいとは思わなかったです．

　激しい気分の波があったとのことですが，どういう意味ですか？

　ときどき本当に落ち込むことがあったんです．本当にずっと疲れていて，自身について本当に気まずく感じるような．何ヶ月も続くこともありました．それでその後は普通に戻りました．

　そのとき睡眠や食欲に変化を感じましたか？

　あまり眠れませんでした．当たり前ですけど．11 時までに眠りについて，それは問題ないのですが，朝の 2 時か 3 時に起きてしまうことが続きました．そのときは仕事に行くため 5 時に起きなくてはいけなかったので，起きてしまうともう一度寝ることができませんでした．食欲は特に違いを感じませんでしたけれど．

　仕事のために朝 5 時に？

　ええ，毎日仕事に行く前にジムに行っていました．そこが 5 時半に開くときはそこにいました．大体 1 時間をエリプティカルワークアウト（楕円軌道を取り入れたトレーニング）に費やして，もう 30 分をウエイトトレーニングに，というのを毎日．週に一度は両方を混ぜる意味でトレッドミル（注：ルームランナーのこと）で走っていました．一度避難訓練がありましたが，避難しようとはしませんでした．私を機械から遠ざけようとしたんだと思います．

　その頃に楽しんでいたものはありますか？

　運動と体重が減ること．それだけでした．

　今まで気分が良かったことはありますか？普通よりもずっと良いと感じるような．

　何度もありますよ，たぶん．でも長続きしません．せいぜい何日かの間です．自分のアパートメントの壁を一晩中塗っていたことがありました．そのときはルームメイトと住んでいました．あれはこの前の学期でした．彼らはかなりおかしいと思っていましたね．っていうか，あれはかなり変でした．

　そのときはいつもより眠る必要がなかったり，エネルギーがあったりしますか？

　間違いなくエネルギーが多くて寝る時間が短かったです．ものすごいエネルギーが溜まっていたので夜中に走っていました．10 マイル（約 16km）走ることもできました．

　たくさんの計画を立てたり，プロジェクトを実行したりとかはどうでしょう？

　ええ．そうですね．3つの外国語を自分で勉強しようとして高い DVD を注文しましたことがありましたが，1回も見ませんでした．別のときは，自分の人生を元にした成長ものの小説を書こうと思い立って，何日かずっと夜遅くまでそれをしていたことがありました．それもうまくいきませんでしたが，後で読み返したら，何が書いてあるかさっぱり分かりませんでした．

　今まで何か危険な行動をとったり，あるいは後から後悔したりするようなことをしたことがありますか？

　ええ，真夜中に走るのは危険だと思う人もいるかもしれませんが，それ以外はないです．

　それはどのくらい続きましたか？

　3日くらいです．4日かも．年に一度か二度しか起きませんでしたが，今はもっと頻繁です．最初に，L 医師はうつがあると思っていましたが，そのうちにテンションが高くなって，診断が双極性障害になって，リチウムが始まりました．

　治療は効果がありましたか？

　いいえ．気分は変わりませんでした．もし変わったとして，悪くなってました．そして食事については，運動をやめて，むちゃ食いをして，食事を制限するのが少しの間，1週くらいあって，でもその後は普通に戻りました．だから少しは効果がありましたが，長い目で見るとなかったですね．

　そして治療を6年ほど受けていたのですか？

　ええ．それで2年前に L 医師は私に日帰り入院プログラムを受けさせました．それが終わりの始まりでした．

　助けにはならなかった？

　ええ！あのときは狂ったように食べていました．退院したときは体重を減らそうともしていました．実際，気分は日帰り入院の後がそれまでで1番悪かったです．

　それとあなたは何度か入院も経験していますね？

　それは日帰り入院の2週後くらいでした．市販の睡眠薬を12錠飲みました．死ぬつもりはありませんでした．本当に緊張した感じがして，飲んだら落ち着くかと思いました．薬が悪さをするとは全く思わなかったのですが，怖くなって救急外来に行きました．彼らは私が自殺するつもりだったと思って，それで入院になりました．初めての入院では食行動は良くなりましたが，退院してからまたむちゃ食いして，吐いて，食事制限して，またみんな再開しました．その後は仕事に戻ることもできませんでした．ストレスをうまくコントロールできませんでした．

　今までに一度でも意図的に自分を傷つけようとしたことはありますか？

　いいえ．次の冬に入院しましたが，何もしようとしませんでした．ええ，そのとき

は自分の腕を切っていました.

　腕を切っていました？

　ええ. 日帰り入院のときに会った女の子たちが教えてくれました. それをするとストレスが減るって. だから私も始めました. 効きました.

　お聞きするにとても荒れた 1 年でしたね.

　本当にそうですね. 運良くお金を十分稼ぐことができたので, アパートを追い出されることはなかったです. 家に帰ろうなんてありえないですから.

　それで良くなりましたか？

　ええ, 最終的には. この前の春, L 医師は私にノルトリプチリンとガバペンチンを処方して, それがとてもうまくいったようです. 今まで覚えている中で初めて気分が本当に落ち着いています. もう全く切っていないですし, この前の夏は 13 日食事をコントロールできていました. これは私の最高記録なんです. 学校に行けるようになって, 今のところまあまあ良いです. 少なくとも切ることについては. 私はまだ運動をたくさん, 主に自転車とウォーキングをしていますが, 必要な分をしっかり食べています. 例えば, もし 4 時間走ったら, 1400 キロカロリー追加で食べるとか.

　むちゃ食いは今もしていますか？

　それは主にロッキーロードアイスクリーム（注：チョコ・ナッツなどが入ったアイスクリーム）です. 以前は 1 ガロン（3.78 リットル）のアイスを週に 1 回か 2 回に減っていたんですが, 先月の中間試験で, ほとんど毎日に戻ってしまいました. それで切りたい衝動がまたずっと続くようになってしまいました. でも切りませんでした. それから絶対に吐いてません. 今は一生やめようと思っています. 今むちゃ食いしたら, 単純に運動を増やします. 100％幸せという感じじゃないですが, 悲しいという感じでもないです. 単に本当に「アガってる」ということがなくなりました.

　それから睡眠はどうですか？

　眠れなくて夜中ゴロゴロしてます.

　集中力はどうですか？学校は？

　大変です. 勉強はほんとうに大変で心配になります. だからまた治療に戻るのはとても良い考えだと思います.

精神科的現症：A さんは男っぽい声の若い女性でショートパンツとタンクトップを着用している. 面接に自転車でやってきて, 自転車を待合室に持ち込んでいる. 歩行は異常なく, 意識は清明で協力的である. 静かに座り, 良好なアイコンタクトを面接中ずっと見せており, 振戦やチックはなかった. 顔色は蒼白で, 両前腕にうっすらと十字の傷跡がついている. 明らかな幻覚はなく, 全ての質問に適切に答え,

答えには時間を要しなかった．会話の速さ，リズム，声量は正常で，適切な抑揚がある．思考障害や言語障害を疑わせる所見はない．自分の気分を「ストレスを受けている」と表現し，情動は少し悲しくイライラしているように見える．希死念慮や他殺念慮を否定する．罪の意識や自責的な感情も否定する．希望がないわけではなく，また誇大妄想や被害妄想も否定する．幻覚はない．体重が増えることを恐れているが，強迫観念，強迫行為，特定の恐怖について否定する．見当識は保たれており，十分な知識を有しMMSEは30/30である．知能は標準より上と評価される．精神症状への病識は良好で，判断力も保たれている．

考察

ステップ 2-4：病歴，精神科的現症，周囲からの情報

　Aさんと彼女の精神科医によると，Aさんは10年間気分が落ち着かず，2つの入院と1つの部分的な入院を必要とした．母は双極性障害とアルコール依存があり，それについて彼女は母を軽蔑し，また苦々しく思っている．また体重の重すぎる姉に嫌悪感を示している．熱心に働き，「完璧主義」と評される活動的な女性である．特に母と姉について強い感情を表現し，その関係を制限している．衝動的な行動を過去，例えば酔っ払って出勤したりしているが，おおむね信頼できる，未来に前向きな人である．もしいたとしてもほんの少しの友人と，6ヶ月もたなかった1つの恋愛経験しかない．

　この評価の6ヶ月前はノルトリプチリンとガバペンチンの治療でほとんど，気分は良好にコントロールされていた．自傷せず，むちゃ食いも減っていた．しかし，過度な運動とカロリー計算で体重が増えないようにしていた．

　この評価の2ヶ月前に，新しい州に移り住み，大学院が始まると気分，睡眠，そして集中力が悪化していることに気づいた．加えて，むちゃ食いが増え，自傷したい衝動も出てきた．これらの症状に促されて彼女は近所での精神科ケアを探した．評価時は，悲しく活力を失っているように見えたが，自己評価は正常だった．精神病的な兆候や症状もなく，認知機能は正常だった．

ステップ 5：各観点からの検討

▶生活史の観点

場 ──→ 順序 ──→ 転帰 ………

　Aさんの現在の問題は，別の州から博士課程を始めるために引っ越してきたことから起こっている．気分の落ち込み，不眠，集中困難を経験し，そして自傷したい衝動も再び生まれた．むちゃ食いエピソードは頻度を増している．これらの症状と臨床経過はうつ状態を示唆し，Aさんは非定型の双極性障害に対する薬を飲んでいる．しかしこの気分障害は引っ越す前は良好にコントロールされており，よってこのタイミングで出現した症状は新しい州への転居と大学院の開始によって生じていると部分的には理解できる．この新しい状況で悲しみ，睡眠や集中の問題さえ抱えていたと共感的に理解できるかもしれない．しかし自傷やむちゃ食いの欲求を共感的に理解することはそれより難しい．

　Aさんはまた，アルコール依存症の母の家庭で育ち，生まれつき細く，姉の肥満を極度に批判的に話す．父については優秀と評価する．母や姉の話をするときは侮蔑的な表情で，父の話をするときは明らかにより高い評価になっている．生活史による説明はより最近の症状が始まったタイミングを説明するのに役立ち，おそらく行動の形（むちゃ食いと自傷衝動）についてもうまく説明してくれる．しかしAさんの以前の精神科の病歴と現在の病状を全て説明するのには不十分なように思われる．

▶特質の観点

潜在因子 ── 誘発因子 ── 反応
（パーソナリティ）　（生活環境）　（神経症的症状）

　Aさんは人生の間ずっと，賢くしっかりしている．勤勉で遊びも一生懸命で，家族やボーイフレンドや以前の精神科医へ強い感情をぶつける．この強い感情への反応として，過去に衝動的な行動，例えば酔っぱらって出勤したり，自傷したり，むちゃ食いしたりしたと話す．加えて，彼女は人間関係を長く保つことができず，それら全てを考えると気質は，不安定性──大いなる安定性の特質からは極端に不安定なところに位置すると考えられる．

　この反応性に加えて，Aさんの潜在的な気質として，極めて完璧主義なところがある．非常に「高い基準」を持っており，自分や他人を批判しがちである．今よりも過去や未来に焦点を当てるので，内向性──外向性の特質では極端に内向的なところに位置する．

　彼女の2つの極端な気質傾向（不安定性と内向性）は病状の多くの側面，例えば新生活や学校環境への感情的な反応や，新しく生まれた自傷衝動などを説明している．Aさんはこれを6ヶ月感じていたことからの変化だと表現するが，しかし実際

はいつもの態度や行動と類似していて，よって多くの部分を気質だけで説明することができるだろう．しかし極端な特質を持つ人が行動障害や病気の症状に，影響されないとは限らないと留意する必要がある．本CASEでは，特質の観点は病状の多くの側面を，全てではないが説明している．

特質の観点は彼女の特異的な態度や行動（むちゃ食いや自傷衝動）や症状のまとまった経過（急激に悪化する睡眠，気分，集中）を説明しないかもしれない．現在の状況はたいてい彼女がどんな人「であるか」によって生じていて，部分的には特質の観点から理解できると結論づけられるが，賢い臨床家は残りの観点からも評価を続けたくなる．

▶ 行動の観点

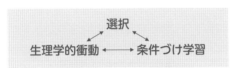

AさんのCASEでは，いくつかの行動（自傷，カロリーの計測，過度な運動，食事制限，そしてむちゃ食い）を行っていた（あるいは行おうと考えていた）．それらはある目的に到達するためであり（つまり目標指向性），不安を減らすためあるいは細いままでいるためである．後者の行動（これは「肥満への病的な恐怖[1]」の周りをぐるぐると回る──マクヒューとスレヴニーは「人がやせすぎることなどできない」というのは「過大評価」された考えと特徴づけた[2]）は生活を支配し，仕事，学校，友人そして健康へ損害を与える．この不安はAさんの活動の多くを促し，仕事や学校の以外の興味，例えばデート，社交活動，そして運動以外の趣味などを全て置き換えてしまい，よって行動レパートリーを狭めている．

拒食症と過食症は目標に向かっている行動と関わっており，そのように治療されなければいけない．しかしこれらの行動障害はある極端な気質の患者や，あるいは気分障害，不安障害の患者でより起こりやすい．極端な不安定性が異常な自傷や食行動を引き起こし，極端な内向性が自ら飢えを選ぶといった行動を長引かせるように，未治療の気分障害や不安障害も，それらの異常な自傷や食行動を引き起こし長引かせることがある．よって，併発する精神疾患についても，系統的な精神評価の一部として考える必要がある．

▶疾患の観点

臨床症状──→病理学的過程──→病因

　本 CASE では，A さんの現在の病気は気分障害の形をとっている（急激に悪化する睡眠，気分，そして集中力）．高揚感と睡眠欲求の減少（例えば壁を一晩中塗っている，外国語の DVD を買う，小説を書く，夜中に走るなど）に表されるエピソードの存在から最も考えられるのは双極性障害である．彼女は気分安定薬を含む様々な精神科薬をいくつも試しており，最終的にノルトリプチリンとガバペンチンに反応した．異常な気分は異常な行動を引き起こすので，予想通り，気分が良くなるにつれて自傷と食行動の異常もまた改善し，全体の機能も改善した．大うつ病性障害あるいは双極性障害でも，また同じように疾患による理由づけが適切と思われる他の精神状態でも，臨床病理や病因の関連についてヒントは少ない．しかし今分かっていることに基づくと，疾患による理由づけによって A さんの病気の少なくとも一部はうまく説明できる．このように気分障害の家族歴と，最近の薬物治療でいくつかの症状が寛解し機能が改善していることから，病状のいくらかの側面は「壊れた部分」，つまり脳の異常な構造や機能によって説明できるかもしれない．

ステップ 6-7：定式化と治療計画

　A さんの CASE は複雑である．子どもの頃の母のアルコール依存と姉の肥満について批判的な発言をする．父は彼女の中では評価が高いが，見たところこれらに介入しなかったようである．彼女は優秀で，批判的で，厳しく，完璧主義の人間で極端に未来志向であるが，しばしば衝動的に行動することがある．近しい友人がおらず，肥満恐怖を含めた負の感情に対処する間違った望みで腕を切るなど，強い反応を示す．この恐怖に対してカロリーを計算し，過度な運動をし，食事制限をし，そしてかつてはむちゃ食いと嘔吐をしていた．これらの行動は不安の短期的な減少とコントロール感によって増強される．

　診察中，A さんは様々な精神症状を示し，多くの症状について表現する．会話は正常な形式だが卑猥さが散りばめられ，厳しく見下すような声のトーンがしばしば見られる．悲しく敵意のある感情が見られた．長く続く落ち込んだ気分とそれに伴う睡眠や集中力の変化，自傷について話す．4 つの観点からのアプローチを適用したあとでは，現在の状況（悲しい気分，不眠，集中困難）は少なくとも一部は彼女が「持っている」もの，そして彼女が「遭遇した」こと，彼女がどんな人「である」か，あるいは彼女が何を「する」から理解することができる．

　Aさんはおそらく双極性障害の軽度な再燃を経験しており，薬物療法と個人精神療法の組み合わせが典型的には役立つ．しかしこの観点は病状を完全に説明するための始まりにすぎない．もし系統的な方法を用いずに DSM の診断基準に沿って彼女の症状をチェックしていたら，疾患の観点から始めてそこで簡単に止まっていただろう．本 CASE では，より完全な定式化と治療計画に到達するために 4 つの観点からのアプローチを用いた．病状は同様に，彼女がどんな人「である」か（特質の観点），彼女が人生で何と「遭遇した」か（生活史の観点）からも一部は説明できる．しかし，病状の性質とその源について最もうまく説明できるのは行動の観点である．

　Aさんは肥満の恐怖に直面し，生来の衝動に導かれ，条件づけ学習によって食行動がおかしくなった．異常な行動の負荷から救われようと来院する他の多くの患者のように，いくつかの行動を修正したり止めたりできている，しかし全てを止めることはできていない．自傷せず，むちゃ食いも前より減っているが，治療中にもかかわらず過度な運動とカロリー計算をして体重増加を避けている．これらの異常な行動を正当化し，しがみついている．

　治療の目標は彼女の信頼を勝ち取り，自分の運動を制限しカロリー計算をやめるようにすることである．彼女が治療のために通院している気分症状を診つつも，完全に回復するには運動やカロリー計算をやめる必要があるとベリッジ医師は考えている．定式化のための複雑な症例を見せたかったのと，定式化によって個人的で完全な治療がすすめられると示したかったので，本 CASE を扱った．

　Aさんの病状が 4 つの全ての観点から生じていると理解できるので，治療計画は 4 つの関連した目標となる．しかし，優先順位をつける必要があるだろう．抑うつと食行動の症状は比較的軽症だが，これらに最初に取り組んで，そして気質と生活史による他の問題に精神療法で取り組む必要がある．

　まず，Aさんの抑うつは今の病状の最重要課題ではないが早期治療が重要である．ほとんどの精神疾患は病因と病態生理学的なしくみが少ししか分かっていないので，他の医学的疾患のような方法で治療するのはまだ難しい．とはいえ，気分障害に対する薬物療法は存在する．これらは特に個人精神療法と合わせると治癒に近づくこともある．よって薬物療法と指示的な精神療法（はじめに自身の異常な行動を止める責任を持つよう説得すること，そして精神的不安定性と内向性について指導すること）で病状に取り組める．この組み合わせによって，気分，睡眠，そして集中力が改善し，よってうつ病エピソードから「治癒」することを望んでいる．

　次に，同じくらい重要なこととして，異常な自傷および食事の問題を中断するか，完全にやめることが治療目標である．個別および集団の精神療法の組み合わせがこの目標到達には適切である．目標到達には時間がかかるが，これによって本当に集

中して3つ目，4つ目の目標に個人精神療法で取り組むことができる．誘発因子を（可能であれば）避け，不安定で内向的な気質のため反応してしまいがちな誘発因子への反応を避けるよう，精神療法で指導される必要がある．加えて，子ども時代を被害者だと考えるのではなく，むしろ変化する能力を表していると考え，適応的に生活史を書き換える必要がある．もし飢えた状態であれば，うつ状態でなくても精神療法に完全に打ち込めず，成功は限定的になる．とはいえ，患者の疾患や行動障害が治療されると，生活史についての病状は重要でなくなることが多い．

まとめ

　Aさんのノルトリプチリンの血中濃度は78ng/mLだった．そこでベリッジ医師は処方量を少し増やし，次に計測したときは123ng/mLであった．ベリッジ医師は毎週の個人認知行動療法を施し，最初は行動の目標（自傷に戻らないようにする，むちゃ食いとカロリー計算をやめる，バランスのとれた食事をする，食事量に関係なく1日最大1時間の運動スケジュールを守る）に焦点を当てた．加えて，ベリッジ医師は毎週の摂食障害の精神療法グループに彼女を紹介した．

　ベリッジ医師の支援によって，Aさんはランニングクラブに入った．そこのメンバーは毎週短い距離を一緒に走り，毎月社会事業に参加していた．ベリッジ医師は精神療法でAさんに，学校や，家族を含む家庭での人間関係の困難についての指導に取り組んだ．ベリッジ医師はボディスキャンや呼吸法など，リラックスする方法を教え，Aさんは学校でストレスを感じたら1日を通じてそれらを行った．Aさんの自傷やむちゃ食いの衝動はなくなり，体重増加はまだ心配するものの運動を制限せず，カロリーを気にせず健康的な食事をするようになった．

要約

① 治療目標は患者の精神状態の原因によって異なる．
② それぞれの視点は関連する治療目標を持っている．
　・生活歴の障害に対しての目標は修正すること．
　・特質の障害に対しての目標は導くこと．
　・行動の障害に対しての目標はその行動に介入する（あるいはその行動を変えさせる）こと．
　・疾病に対しての目標はサポートし薬剤で治療すること．
③ なるべく成功し不要な介入を避けるために，患者に応じて治療目標の優先順位をつける必要がある．

Point

- 4つの観点をシステマティックに用いることで，全ての観点から苦しみ
が生じていると理解できた．またそれぞれの観点を詳しく評価すること
で治療の優先順位をつけることができた．

【文献】

1. Price JH, ed. Modern Trends in Psychological Medicine. Second ed. London: Butterworths. 131-164. 1970.
2. McHugh PR, Slavney PR. The Perspectives of Psychiatry. Second ed. Baltimore: Johns Hopkins University Press. 215-216. 1998.

CASE 8

死別の症例

なぜ精神療法が重要か？

　　ギルバート医師はアルフレッド・W さんを診察する．W さんは 30 歳男性，イラクで兄が他界したのをきっかけに生じた不安に対し外来で精神療法を求めている．

（ギルバート医師による発言は　　　部）

　どうも，W さん．はじめまして．お兄さんのことは本当に残念です．

　ありがとうございます．

　最近の調子はいかがですか？

　あまり良くないです．ですからこちらに伺ったんです．

　来て下さって嬉しいです．お力になれればと思います．

　ありがとうございます．

　まずはご家族のことについてお聞きします．ご両親はご健在ですか？

　はい，父は 66 歳です．昨年退職しました．航空宇宙産業の分野でエンジニアをしてその後はマネージャーとして働いていました．彼は MBA の資格を持っています．学校には夜間，パートタイムで行っていました．私たちが小さかった頃の話です．

　お父様は何かご病気をお持ちでしたか？

　血圧とコレステロールが高かったですが，減量して食事も変えて今は大丈夫です．

　彼は今まで精神科を受診したり，薬物やアルコールで問題になったりしたことはありますか？

　いいえ．

　お母様はいかがですか？同じお年ですか？

　母は 2 歳若くて，64 歳です．

　お母様はあなたが子どもの頃，外で働いていましたか？

　いいえ，母はずっと私たちと一緒に家にいました．でも私たちが独立して家を出た後，秘書の仕事に戻り，今でもそこで働いています．

　健康状態はいかがですか？

　母も血圧が高いです．トニー（兄）が死んだ後，母も 5 ヶ月くらい精神科にかかっていました．

　お兄さんはあなたのたった 1 人の兄弟でしたか？

JCOPY 498-22960

兄弟は5人いますが，私が彼に1番歳が近く，いつも本当に仲良くしていました．

あなたは何番目のお子さんですか？

私は下から2番目です．メリーが1番上で40歳，次がシルビアで37歳．次がトニーで，もうすぐ33歳になるはずでした．2回目のイラク派遣から無事に帰ってくるはずでしたが，道端のIED（あり合わせで作られた仕掛け爆弾）で殺されたのです．6ヶ月前のことです．それは私たち全員にとって本当に辛いことでした．特に両親には．ただとても悲しいです．兄には3人の小さな子どもたちがいるんです．彼がいなくなってしまったなんて信じられません．ときどき兄に電話をかけようとして受話器を取って，それで思い出すんです．姉たちにも，1番下の弟であるスコットにもきついことです．

他に精神科にかかられた方はいらっしゃいますか？

メリーはうつ病にかかっていたので既に精神科に通院していました．今日ここに来るように私に言ったのは彼女です．私が誰かに会ったのはこれが初めてです．

来て下さってよかったです．とても大変な目にあわれてお気の毒です．お気持ちが楽になれるよう全力でサポートさせていただきたいと思います．メリーさんは何か精神科のお薬は飲まれていますか？

彼女はSSRIを内服していました．具体的にどのSSRIを飲んでいたかは分かりませんが．治療中，とても助けられたと言っていました．私自身はなんとも言えません．トニーが死ぬまで彼女がうつ病だったこと自体知らなかったので．

他にご家族やご親戚で精神科にかかったことのある人やアルコールや薬物の問題を抱えている人はいらっしゃいますか？

父方の祖父がアルツハイマー病でしたが，他にはいません．

自殺された方はいますか？

いいえ．

（Wさんは妊娠中，幼少時，小児期のいずれについても問題はなかったと述べている.）

学校は好きでしたか？

大好きでした．良い生徒で成績もよかったです．演劇部にいて，高校ではクロスカントリーをやっていました．

高校の後は？

近くにいました．小さな大学に行くよう望まれて，実際に良い大学がまさに両親の住んでいる近所にあるんです．でも，私はもう彼らと一緒に住みたくなくて，寮に住みたかったんです．

何を勉強されていたんですか？

ビジネスです．私は卒業してもう10年近くになります．つまり金融アナリストと

して働いて 10 年になります．仕事は楽しかったし，上司もとても助けてくれる人です．彼らは私が MBA の資格を取る費用も出してくれました．その資格は 2 年前に取りました．

それはすごいですね．おめでとうございます．

ありがとうございます．でも実はすごく簡単なんです．

大学時代の話に戻りましょう．大学時代，あなたはアルコールを飲みましたか？

もちろん大学時代は飲んでいましたが，他の友達みたいに泥酔したことはありません．今はほとんど飲みませんが，パーティーのときなどにビール 1 杯，あるいはスコッチをグラス 1 杯飲む程度です．酒飲みではありません．薬物にも手を出したことはありません．

最近いいお付き合いをしている方はいらっしゃいますか？

いいえ．その点については全然ダメです．大学時代には彼女がいたんですが，彼女が就職で引っ越してダメになってしまいました．彼女はとても素晴らしい女性で，今でも友達なんです．彼女と別れてから何人か別の女性とデートしたこともありますが，最近は誰ともしていません．実際そういう気にならないんです．

これまでに性的な関係になった人は，もしいらっしゃれば，何人いらっしゃいますか？

前の彼女が唯一の相手です．恥ずかしいですが，2 人ともお互いが初めての相手だったんです．

それは悪いことではありませんよ．

ええ，でも最近ではすごく珍しいことです．

（W さんは医学的な症状，手術，最近の治療，薬物アレルギーなどについて問われたが全て否定している．）

気分がいいとき，あなたがどのような性格か知りたいと思います．それにあなたの兄弟姉妹，ご両親がどう考えていらっしゃるかもお聞きしたいと思います．

いいですよ．実際，先生が会いたいとおっしゃるかもしれないからと母は待合室に今います．この診察の後，彼女をランチに連れて行く予定だったんです．

もし良ければぜひお会いしたいです．

（W さんが母を連れてくる）

どうも，お母様．お会いできて光栄です．あなたの息子さん，トニーさんのことは本当にお気の毒です．

はい．私たちはみなそのことでがっくりきて，精神的にまいってしまいました．

ええ，私はアルフレッドとお話をさせてもらったんですが，できれば彼の性格につ

いてあなたのご意見をうかがいたいのです.

　はい．できる限りお答えしたいと思います.

　ありがとうございます．それから W さん，あなたも口を挟みたいことがあればいつでもそうしていただいていいですからね．お母様，あなたの息子さんの気分，もっと言うと気質について教えていただけますか？

　（母は笑って）ええ，アルはいつもすごくいい子で，今でもとても穏やかです．アルが不機嫌になるのは見たことがありません.

　彼は何かを信じやすい性格ですか？

　ああ，そうですね．でもだまされやすいわけでは決してありません．世間を知ってますから.

　時間を守る人ですか？

　はい，そうだと思います.

　今までのところは全てその通りだと思いますか，W さん？

　機嫌が悪くなることはありますよ，特に仕事で疲れているときなんか．でも母はそういう私を見たことがないんだと思います.

　あなたはとても感受性の高い人ですか？

　はい.

　お母様，その点についていかがでしょうか？

　はい，そうだと思います．ただ，いい意味でですけど．つまり，彼はいつも大きな心を持っているんです．彼は中学校に進学するときとても不安がっていましたが，私たちが小児科に連れて行き，それ以上トラブルになることもなく乗り越えたんです．学校が再編成になって，小学校時代からの友人の多くが違う中学校へ行ってしまったんです．おそらく彼はただ寂しかったんだろうと思います.

　アルフレッドには成長過程でたくさんのお友達がいたわけですか？

　かなり．彼はスポーツ，陸上や野球なんかでも活躍していましたから．彼にはいつも数人のとても仲の良い友達がいました.

　彼はリーダーになる方ですか？それとも取り巻き？あなたはどう思いますか？

　（母は息子の方を見て）彼はリーダーというよりグループの一員だったと思います．彼は性格がとてもいいので，ただみんなと仲良くしていました．親分風をふかすようなタイプではありませんでした.

　アルフレッドは結構な危険を犯すタイプでしたか？

　いえいえ，とんでもない．その反対です．アルはいつも過度なくらいに注意深くて物事を徹底的に考える方でした.

　それと彼は今まで気にしがちな方でしたか？

　　ああ，そうかもしれません．彼が群集の前に立つ日が来るとは思いませんが．

　　そうですか，診察室に入りお考えもお聞かせいただきありがとうございます，お母様．他に何か付け加えておきたいことはありますか？

　　いいえ，これが私たちみなにとって，特にアルにとって辛いことだったということだけです．彼とトニーはご存知のように本当に仲が良かったですから．でも，アルはこの件についてずっと私たちを助けてくれているんです．彼は強いです．私はただ私たちが彼の負担になっていないことを祈っています．私はセラピストと話してとても救われたので，先生も彼の助けになってくれることを願っています．

　　あなたは何かセラピストと話す以外で精神科的治療を受けられましたか？

　　いいえ．ただ話しただけです．睡眠についていくらか抗不安薬の助けを借りましたが，毎晩は飲んでいません．考えるのをやめられなくなったときだけ，ね……．

　　分かりました．ありがとうございます．あなたもこの悲しみから癒され，意味を見出せるよう願っています．ありがとうございます．

（母は退室する．）

　　ありがとうございます，彼女に会えてよかったです．彼女にあなたについての意見を聞くのは大変参考になります．彼女と話したことにほとんど同意していたようですね．

　　はい．

　　お母様によると，あなたは中学時代に不安について少し問題を抱えていたということでしたが？

　　はい．でもそれは母が言ったみたいに，新しい学校に入ることでも，友達がいなくて寂しかったからでもありません．それはきっかけだったかもしれませんが，私はそう考えてはいませんでした．私は本当にいきなり私の両親に何か起きるんじゃないかって心配になり始めたんです．彼らが交通事故に巻き込まれるんじゃないかとかがんみたいな深刻な病気になるんじゃないかとか．学校ではずっと心配で仕方がなかったんです．なので，母が話したように，両親は私を主治医に診せたんです．私たちはただ話をしただけですが，何回か受診した後，私は以前ほど心配しなくなりました．その後は6ヶ月前，トニーが殺されてしまうまで，そのような問題は全く起きませんでした．

　　では，最近のあなたの調子についてもう少しお聞かせいただけますか．

　　そうですね，全て順調でした．お話したように，10年アナリストとして働いて，MBAを取得して，仕事で成功できるように努力していました．全てうまくいっていました．新しいマンションを買ったり，2〜3日出かけたり，仕事帰りに友人とぶら

ぶらしたり，週末のほとんどは家族に会いに行ったりしていました．イラク派遣中は
トニーがいなくて寂しかったです．でも，私たちはパソコンで話し，彼はもうすぐ帰
って来る予定だったし，私たちはみんなそれを楽しみにしていました．特に彼の奥さ
んスーザンは．そして，電話がきたんです．電話が鳴った時，私は両親と一緒にいま
した．教会のあとで朝食の席についていたんです．父が電話を取り，私はすぐに何か
悪いことが起きたと悟りました．父は泣き出し，トニーの名前を呼び始めました．彼
は電話を切り，メアリーを呼んで他の人たちに連絡させました．みんな両親のところ
を訪れました．はじめ，私たちは泣かずにはいられませんでした．そのとき私たちは
生きている実感がわきませんでした．するべきことはありました．私たちは葬儀の計
画を立てて葬式に来てくれる人を迎える準備をせねばなりませんでした．全員が帰
るまで実際に不安に感じていたかは覚えていません．とても疲れ果てていましたから．
でも葬式の数日後，眠りづらくなったんです．

　睡眠障害にはいろいろあります．入眠できないのか，それとも途中で起きてしまう
のか，朝早く目が覚めてしまうのか，いかがでしょうか？

　最も困っていたのは入眠できないことです．私は本当に疲れているんですが，ベッ
ドに入ると兄のことを考え，彼が死んだときどんな感じだったか心配しながら横に
なっているだけなんです．彼が恐怖を感じたり痛みの中で死んだりせずに済んだと
願っています．彼の子どもが彼なしで成長できるかも心配です．全身は緊張して，心
臓はすごく早く脈打ちます．ときどき3時か4時くらいまで眠れないこともありま
す．仕事に行くのに5時半には起きなければなりません．週末はほんの数時間眠った
後に4時半には起きてしまいます．これは私にとってはすごい変化です．あと日中に
不安が強くなっていると思います．最初は寝るときだけ不安を感じていたんですが，
今は働いているときや友人と過ごしているときでさえ不安です．

　何かご自身で気分が良くなるようなことを試したことはありますか？

　はい．主治医の診察を受けに行きました．彼は睡眠をよくするようにと抗不安薬を
いくつか処方してくれて，いくらか効きました．前より眠れるようにはなりましたし．
でもまだすごく早く目が覚めてしまいます．日中の不安には全く効き目がなかった
です．それに，今では仕事中に突然，すごく不安になってしまうことがあるんです．
心臓がバクバクして，冷や汗をかいて，頭がクラクラして，のどが詰まる感じがする
んです．息ができない感じがして，胸が苦しくて，気が狂いそうな感じになります．
はじめそれが起きたとき，私は心臓発作だと思いました．仕事中だったので，会社の
看護師のところに行ったらバイタルをとられました．バイタルは大丈夫だったので
私はただそこに座って，そういった感覚が過ぎ去るのを待っていました．10分くら
いでした．そのときが1番怖かったです．友達は私がパニック発作を起こしたと思い

ました．それから5回くらい同じことがありました．今はそういう感じがしたときは外に出ます．新鮮な空気を吸うと落ち着く気がするんです．上司は私がどういう状態か知っていて，とても助けになってくれています．今日の予約を取るのも彼女が手助けしてくれたんです．

あなたの気分についてもう少しいくつか質問させていただきます．人は不安を抱えていると，たまに食欲や集中力にも問題をきたしたり，友達と過ごすなどの好きなことも楽しめなかったり，ということがあります．あなたはいかがですか？

いいえ．食欲は同じくらいあります．社会生活もまだ楽しめていますし，友人と何かしたいと思っています．なぜ彼らと一緒にいるときに不安を感じてしまうのか自分でも分からないです．仕事場にいるのが好きです．忙しいので，不安を感じずにすみますから．多少注意散漫になることはあるかもしれませんが，誰も私の仕事でのパフォーマンスに違いが出ていると言っている人はいません．

愛する人をなくすという経験をした人は自分もただ眠りについてそのまま起きないでいたい，あるいは亡くなった人と再会したい，と願うことがあります．とても辛くて，自分を傷つけようと考える人もいます．そのように感じたり考えたりしたことはありますか？

いいえ．兄のことはたくさん考えますが，死にたいとか自殺したいとか思ったことは一度もありません．もうこれ以上家族を苦しめたくないのでそういうことはしないと思います．

そのように感じるべきということではないのですが，愛する人をなくされた人は生きていることに罪悪感を持ったり，そうではないのに何か責められるべきと思ったりします．ときに彼らは自身が価値のないものである，あるいは何か重要な点で欠点があると思ったりします．あなたはこれまでにそのように感じたことはありますか？

いいえ．自分が兄の死に対して何もできないのは分かっていますし，それでもできる限りの最善の方法で乗り越えようとしている自分は良い人間だと感じています．ただ助けが必要なんです．

精神科的現症：W さんはきちんとした身なりをしており整容は保たれている．年齢相応で視線も良く合う．精神運動制止あるいは興奮は認めず，不随意運動も見られない．兄の話をするときは涙ぐんだり，顔を赤らめたりする．発話は，頻度，リズム，口調，声量ともに正常で，容易に会話を遮ることも可能である．構音障害や思考障害はない．自分の気分を「不安」と表現し，感情は悲しみと不安の両方であると評価している．診察中は人を気遣う態度である．消極的および積極的希死念慮を

否定する．他害の意思はない．幻覚，妄想，強迫行為，恐怖症は見られない．漠然とした不安について述べるが，最近はパニック発作の症状は見られない．注意深く，抽象的概念を理解することができる．MMSE は 30/30 である．

考察

ステップ 2-4：病歴，精神科的現症，周囲からの情報

W さんは兄が亡くなってからすぐに始まり，持続し，時間とともに悪化する思考，感情，行動の変化について述べる．症状としては不安「発作」と同様に漠然とした不安も抱えている．そうした症状は仕事場や自宅でリラックスしているときに起こり，不安という感情に特徴づけられ，数分続く動悸，発汗，息切れを伴う．これらを最初に経験したとき，彼は精神疾患にかかったと考えられた．仕事では看護師の助けを得て，健康について安心することができ，1 回もこれらの症状で救急外来を受診することはなかった．一方で，これらの症状に対して主治医の内科医にかかった．アルプラゾラム 0.25mg を処方され，しばしば内服し，いくらかは不安と睡眠に効果が見られる．W さんはさらに早朝覚醒があり，仕事中は以前より集中できなくなったと話す．死にたいとは思っておらず，自殺の意思はない．ギルバート医師が精神状態を診察するとき，W さんは自分の気分を「不安」と表現したが，悲しみと不安の両方を抱えているように見える．ギルバート医師の診察で情緒，気分，重要な感覚の混乱が確認されているが，自己評価の混乱は見られていない．ギルバート医師は意識の混乱や積極的希死念慮，他害の意思などの兆候は見出していない．幻覚，妄想，強迫観念，強迫行為，恐怖症は見られない．注目すべきは，母が話した子どもの頃の一過性の不安エピソードである．しかし，社会性，運動，学業，仕事はどれも順調だった．たいてい注意深く，気にしがちで，直面した試練は典型的なものだけである．彼は恋愛関係になれる女性を探しており，デートも行けていた．違法物質を使用したことはなく，喫煙や飲酒の習慣もない．

ステップ 5：各観点からの検討

▶生活史の観点

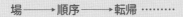

W さんの問題が始まったのは明らかに 6 ヶ月前に兄が突然亡くなってからである．それ以来，悲しみだけでなく，不安やパニック発作もある．さらに睡眠や集中

力に顕著な問題も見られる．この一連の症状は兄の死から生じているという意味で容易に了解可能である．非常に大きな存在だった人の死という事実に，彼がいかに悲しみ，不安を感じ，心乱されているか共感し理解できる．本 CASE の場合，生活史による理由付けは症状を説明できるし，W さんの精神状態の原因を完全に説明するのに適しているようにも思える．

▶特質の観点

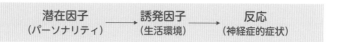

W さんは感受性が高く，気さくで穏やかで，心配性な人である．全体として堅実な人生を歩んでいた．もともと，現在よりもやや過去と未来に焦点を当てるタイプで，他の人よりも少し感情面で強く反応しやすい方である．内向性——外向性の特質で言えば内向的寄りで，不安定性——大いなる安定性の特質で言えば不安定寄りである．しかし，家族や友人，同僚とは良好な関係を築いており，気質の特徴が極端に現れるようなことはない．昔からの気質，内向的で不安定な側面（母に確認済み）は著しい不安を抱えている今の状況のいくらかを説明するかもしれない．しかし，彼や母は，たとえこのような強い喪失体験に直面していたとしても，今の状況は今まで困難に対処してきた方法とはかなり違うと述べており，確かに気質だけから説明するのは無理がある．W さんは通常の態度や行動からは逸脱した精神症状を呈している．現在の状況を理解するのは有意義ではあるが，特質の観点では発症のタイミングやその後の経過は説明できない．我慢強い気質であるという特質による理由づけでは，一連の現象は論理的に説明できない．よって，現在の状況は彼がどういう人「である」かによって形成されるものの，そこから発生したものではないと考えている．症状は特質の観点からは結論づけられない．

▶行動の観点

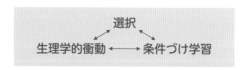

W さんには行動パターンの変化は見られず，よって，行動の観点は現在の状態の原因とは関係があるようには思えない．

JCOPY 498-22960

▶疾患の観点

臨床症状──→病理学的過程──→病因

　本 CASE では，W さんの症状の一部はパニック障害の形態をとっている．パニック障害では，疾患による理由づけが適している他の精神疾患と同じで，臨床病理学的関連と病因のヒントしか分からない．にもかかわらず，これまで分かっていることに基づくと，疾患による理由づけは，色々な状況で生じる強い不安，動悸，発汗，息切れ，など一部の症状を説明するのに適しているかもしれない．この診断を裏づける他の根拠は子ども時代の不安とパニックの病歴である．彼は一番仲の良かった兄の死に明らかに傷心しており，精神状態は脳の「壊れた部分」からは説明するのは容易ではないが，パニック障害は引き起こされたかもしれない．重要な現象として，喪失体験は，悲しみが「湧き上がる」のを誘発する．しかし，喪失体験の悲しみは一時的なのに対して，本 CASE の発作は典型的な悲しみではなく，頻度も強さも増している．これは本 CASE がパニック障害と診断されるのを支持するものといえる．

　パニック障害の患者でも，薬物療法で改善した異常な部分を証明することはできない．とはいえ，薬は発作を予防したり和らげたりするのに役立つ．現症を説明する上で，兄が死んでから症状が急激に発症したことは，単なる脳の病気以上のものを示唆している．

まとめ

　残りの議論についての背景を提示するため，ここに本 CASE の結論をあえて先にまとめる．パニック障害の診断をつけ，ギルバート医師は発作の頻度を減らすためにシタロプラム 20mg/日を処方し，個人支持的精神療法や認知行動療法を併用して治療した．精神療法はギルバート医師が行った．ギルバート医師と W さんが数ヶ月は毎週会ったところ，不安は軽くなり，睡眠や集中力は元に戻り，悲しみも少しずつ小さくなった．最終的にいつも通りの活動を始め，それには W さんにとってフラストレーションであったデートも含まれた．ギルバート医師と W さんはこれと他の問題を話すために定期的に会い続けた．3 年後，W さんは新しく恋愛関係を築いた．通常の気分に戻ったことで，シタロプラムは中止された．彼は 1 年ほど良い状態だったが，新たに脂質異常症を発症し，健康や将来全体について不安に思い始めた．不安が増したのは両親のハワイ旅行や友人の夫が心停止したのがきっかけと彼は考えている．ギルバート医師はシタロプラム 10mg/日を再開し，これらの

不安に焦点を当てた短期精神療法に参加させた．1年後，彼はもとの状態に戻り，順調になった．今もギルバート医師と経過観察と支持的精神療法のために半年か1年おきに会っている．しばらくして，彼は婚約をし，もうすぐ行う結婚式を楽しみにしている．

ステップ 6-7：定式化と治療計画

　WさんのCASEでは，4つの観点を使って連続的に患者の症状にアプローチする方法が示されているが，さらに1人の患者をより完全に理解するために，観点という概念をいかに統合するかも示している．彼の状態はもともと「持っている」ものや，気質（どんな人「である」か）から部分的には理解できる．しかし，彼が「遭遇した」ものから生まれたのが最も明らかである．死別を精神疾患と考える人もいるだろうが，ほとんどの場合，悲しみは病理学的状態というより喪失体験に対する通常の反応ということに同意するだろう[1, 2)]．WさんのCASEを説明するのに，例えばパニック発作などは疾患の観点から考えるのも有益かもしれないが，それだけでは状態を完全に把握し，治療をするのにかなり制限をかけてしまう．

　Wさんは，気分が悲しみと不安に変わり，気力，集中力，睡眠，そして食欲の変化で特徴づけられる，兄の死後の急激な苦しみを述べる．ギルバート医師の見立てでは，彼は明らかに死別に苦しんでいる人である．4つの観点からのアプローチで，今の状態は気質や脳機能に基づく部分もありつつ，ライフイベントから発生したと考えるのが最も適切と結論づけられる．定式化のための体系化された方法を用いて，特定の薬物療法と精神療法の併用を自信をもってすすめることができる．

　WさんのCASEは定式化に対する複雑な症例を提示するだけでなく，いくつかのポイントも示してくれている．1つ目に，きちんと病歴や精神状態を評価することは4つの観点からのアプローチに不可欠だが，精神療法的関係の始まりを決めるものでもあるということである．Wさんは完全な病歴をとり，たくさん質問するギルバート医師を高く評価していた．2つ目に，本CASEは4つの観点からのアプローチの力を示している．臨床家が患者の基本的な性質や臨床的精神状態の原因を理解できるのはこの方法である．基本的な性質や原因を知ることで，症例を体系的に定式化し，治療目標を決めることができ，目標とされた治療介入をよく考えて選択できる．この方法で患者の状態を評価すれば，臨床家は特定の治療目標を考えて，初期の薬物療法や精神療法を決めることができる．WさんのCASEでは，パニック障害に対してシタロプラムを開始している．3つ目に，薬物療法は治療全体の一側面にすぎず，精神療法の役割は大きいということである．Wさんは定期的に話を聞いてくれ，いざというときに頼れる誰かと会う機会に感謝している．精神療法を

通して，ギルバート医師は W さんが悲しい喪失体験に個人的な意味づけができるよう手助けした．自身の気質を理解するのを助け，新たな，あるいは現在のストレスに対応できるよう導いた．さらに，認知行動療法を用いて，パニック発作へ対処できるよう手助けした．W さんは，薬物療法と精神療法を兼ね備えたギルバート医師にかかり続けたいと話している．

要約

① 4 つの観点それぞれから患者の状態を検討した後，患者を全体として理解するためにそれぞれから分かったことを統合させる必要がある．

② 精神療法は精神状態の評価のときから既に始まっている．

③ 4 つの観点からのアプローチは，精神状態の特性や原因に基づき，薬物療法や精神療法による治療を手引きしてくれる．

④ （全ての精神科患者にとって治療の主たるものであるが）4 つの観点のアプローチは，それぞれの治療目標が異なる精神療法のどれを施行するのか決める手助けとなる．

・生活歴の障害に対しての目標は修正すること．

・特質の障害に対しての目標は導くこと．

・行動の障害に対しての目標はその行動に介入する（あるいはその行動を変えさせる）こと．

・疾病に対しての目標はサポートし薬剤で治療すること．

Point

● 4 つの観点をシステマティックに用いることで，特質と疾患に基づく部分がありつつも，生活史が最も重要であると理解できた．これにより自信を持って特定の治療をすすめることができた．

【文献】

1. Frances A. Good grief. The New York Times. August 15, 2010, Sunday Opinion. 9.
2. Slavney PR. Diagnosing demoralization in consultation psychiatry. Psychosomatics. 40(4): 325-329, 1999.

付録 A

付録A 精神科的評価（面接バージョン）

評価の指針

注意：面接を開始する前に，守秘の制限を告げること．つまり自傷他害，現在もしくは過去の性的／児童虐待，緊急時，裁判所からの命令／召喚を除いて，ここで述べられたことは守秘される．

評価日：　　　　　　　　　　　**時間：**

情報提供者 患者との関係	
ID 主訴	救急要請？（はい／いいえ） 自発的受診？（はい／いいえ）
家族歴 **父** 年齢，健康状態，教育歴 職業，性格，患者との関係	
母 年齢，健康状態，教育歴 職業，性格，患者との関係	
兄弟（本人との関係を特定） 年齢，健康状態，教育歴 職業，性格，患者との関係	
その他血縁者の身体・精神疾患の既往 神経学的疾患，精神疾患，入院歴，物質 使用障害，自殺企図／完遂を含む	
生育歴 周産期 乳幼児期の発達とその指標 幼児期の健康状態 社会経済状況 家庭の雰囲気	

行動症状 放火，暴力（他の子供や教師），無断欠席， 動物虐待，夜尿症，登校拒否	
教育歴 入学時の年齢，最高学歴，卒業時の年齢， 学業成績，特殊教育の要否	
職歴 就業時の年齢，経験した職業，最も長続 きした職業，最後に働いていた時期，兵 役の有無，現在の収入	
月経 初潮／閉経時の年齢 月経の規則性，最終月経	

142

性交 初体験の年齢, パートナーの数, 性的嗜好, 避妊・安全な性交を行っているか, 性的虐待	
婚姻歴ないしはその他のパートナー 交際期間, 結婚期間, 配偶者の年齢・健康状態・教育歴・職業・性格, 関係の質	
子供（経時的に） 年齢, 健康状態, 教育歴, 職業, 性格, 関係	
生活状況 幼少時からの年代順の生活状況	
宗教	
犯罪歴 逮捕, 有罪判決, 総留置期間, 服役期間, 独房拘禁, 執行猶予もしくは保護観察	

物質使用歴

	摂取法	初めて使用した年齢	現在の使用と期間	最大使用量	最終使用	最長の断薬日付／長さ／状況	退薬症状
タバコ							
エタノール	経口						
大麻							
コカイン	経鼻 喫煙 静注						
ヘロイン	経鼻 喫煙 静注						
その他 アンフェタミン, ベンゾジアゼピン, LSD, MDMA, PCP, 有機溶剤, カフェイン							

物質乱用の治療歴：

身体科既往歴：

アレルギー：

現在の内服薬（市販薬や漢方薬を含む）：

かかりつけ医：

全身状態の評価

全般	発熱／発汗／冷感　　体重減少／増加　　疲労
頭, 目, 耳, 鼻, 口・咽頭, 頸部	発語障害　　視覚の変化　　聴覚低下
肺	呼吸困難　　咳　　痰・喀血
心血管	胸痛　　浮腫　　跛行
消化管	嘔気　　嘔吐　　便秘　　下痢　　血便　　黒色便
泌尿生殖区	排尿障害　　血尿　　膿尿　　疼痛　　出血
筋骨格系皮膚	筋肉痛　　発疹　　関節痛／腫脹
神経学的	頭痛　　しびれ／ピリピリした痛み　　めまい　　もうろう　　脱力　　痙攣
内分泌学的	甲状腺疾患　　糖尿病
血色素／リンパ／免疫	紫斑出現／出血しやすさ

病前性格

対人関係	家族に対して：　　　　愛着・依存： 友人に対して：　　　　独断的／従順：
興味	本：　　　　　　　　映画： 音楽：　　　　　　　その他：
もともとの性格傾向 （あてはまるものに○）	楽観的／悲観的　　疑い深い／人を信頼する 冷静／気まぐれ 心配しない／心配性　　率先する／追従する　　独立独行／依存的 慎重／衝動的　　倹約家／浪費家　　リーダー／従者 孤立しがち／社交的 忍耐強い／せっかち　　厳格／のんき　　自信家／自信の欠如 頼りない／頼もしい　　穏やか／気に病む　　繊細／鈍感 まめ／いい加減 自己意識が強い／他人の考えは気にしない
規範	道徳　　　　　　　　宗教
活力	常に湧く／かわりやすい　　何かを始める 計画を完遂できる
空想　　白日夢	頻度　　　　　　　　内容
習慣	食：　　　　　　　　睡眠： 身づくろい：

性格評価のための情報提供者：

精神科既往歴

精神的問題を初めて生じたとき（幼少時も含める）から順番に書くこと．自律神経や希死念慮／自殺企図などの関連する症状，薬物療法など受けた治療の種類とその転帰も書くこと．

現病歴

精神科的現症

外見 全般的な行動	身なり　良い／まあまあ／不整 頭髪の乱れ　あり／なし 衣服　自前／病衣 視線　良く合う／まずまず合う／合わない 精神運動興奮もしくは遅滞 異常不随意運動
会話形式と内容 言語 連合 思考形式	会話速度　速い／遅い／正常　　　　リズム　正常／欠如 声量　非常に小さい／小さい／正常／大きい／非常に大きい 抑揚／韻　強調：あり／なし 会話を途中で遮ることが出来るか　できる／できない 構音障害　あり（不明瞭か否か）／なし 思考形式の障害　あり／なし 会話の例：
気分，感情 自己評価 活力 希死念慮／自傷行為	主観的気分：　　　　　　　客観的所見： 気力（身体的な元気さ）：　　あり／なし 自己評価：　良い／悪い　　将来に対する希望： 受動的な死の望み：自らを傷つける考え／意思／計画 　　　　　　　　　他者を傷つける考え／意思／計画
知覚の異常と錯覚	幻覚（幻視／幻聴／幻嗅／幻触／幻味）
妄想	
不安症状	強迫観念：　　　　　　　強迫行為：　　　　　　恐怖： パニック発作／捉えどころのない不安：
認知 知能 抽象概念 一般的な情報	覚醒レベル：　清明　嗜眠　傾眠　昏睡 抽象概念：　　　　　推定 IQ 大統領はだれか？：
判断能力 病識	状況テスト：
MMSE	総得点：　　／30　　　誤答項目：

身体所見

バイタルサイン	体重　　BMI　　体温　　心拍数　　呼吸数　　血圧				
頭, 目, 耳, 鼻, 口・咽頭, 頚部					
肺, 背部					
心血管系					
腹部					
泌尿生殖器					
皮膚／四肢					
反射	脳神経：				
	運動：				
	知覚：				
	小脳：				
	歩行：				

検査所見

胸部 X 線：

心電図：

葉酸：

ビタミン B$_{12}$：

梅毒反応：

妊娠反応（尿／血液）hCG：

尿薬物反応：

血中アルコールスクリーニング：

尿酸：

マグネシウム：

リン：

カルシウム：

アルブミン：

総タンパク：

直接ビリルビン：

間接ビリルビン：

AST：

ALT：

ALP：

その他：

定式化

JCOPY 498-22960

診断的印象

1 軸	
2 軸	
3 軸	
4 軸	急性： 慢性：
5 軸	現在あり： 過去一年間：

リスク評価

自殺の家族歴，本人の過去の自殺企図とその程度，現在の精神症状，過去の他者に対する暴力行為，現在の他害についての考え，予測不能性を考慮すること．

最初の治療計画

入院の種類，Observation Status（正式な入院とはしないが，それに準じて病院内で短期間治療するもの．アメリカ特有のシステム），薬物療法を含めた初回治療

付録B 精神科的評価（ベッドサイドバージョン）

　Chapter 2 で精神科的評価の主要な構成要素を紹介した．**表B-1** にベッドサイドで使える
フォーマットにして同じ内容を記載しておく．精神科的評価には具体的な内容が含まれ，体系
的に記載されるべきだが，多くの医師は自分のやり方で記載してしまっている．この本で紹介
する精神科的評価は，実際にやるときに忘れないよう厳密に項目を記載した．

　以下は Psychiatric Aspects of Neurologic Diseases-Practical Approaches to Patient
Care, Lyketsos, et al. (2008) からの出典である．彼らはシステマティックかつ直接的な全般
的精神科的評価をすすめており，読者に強くおすすめできる本である．精神科的評価の項目に
限りここでは紹介するが，コメントは単なる説明と思ってほしい．

　表B-1 は精神科的評価の構成要素の紹介だが，Lyketsos らの著書からそのままお借りした．
7つの主要セクションから成り，(1) 外見／行動，(2) 発話，(3) 気分と情動，(4) 知覚の異
常，(5) 思考の内容，(6) 洞察と判断，(7) 認知機能である．以下は各セクションで分析すべ
き最小限のリストである．

　表B-1 は分析に必要な同じカテゴリーを掲載しているが，ベッドサイドでより使いやすい
フォーマットにしたものである．精神科的評価に最低限必要な項目のはずである．最低限の情
報というのはしばしば十分でなく，そのため "その他" という項目がある．以下に情報収集の
重要性を再確認するため，各カテゴリーを見てみよう．

1. 外見／行動

　精神科的評価におけるこのセクションは，患者に対していだいた "直感" と特徴を記載する
ものである．熟練の臨床家は患者と話す前から，目で見て診察を始めている．患者の身体的特
徴はどうか？完全に覚醒しているか，眠そうにしているか？申告した年齢相応の外観か？栄養
状態は良さそうか？妊娠しているか？髪は手入れされているか？体の姿勢はどうか？前かがみ
に座っているか，まっすぐ座っているか？視線は合うか？振る舞いはどうか？評価の前後で振
る舞いは一貫しているか？基本的な態度はどうか？泣いているか，笑っているか，怒っている
か，興奮しているか，ソワソワしているか？協力的か？

2. 発話

　面接のほとんどの時間は患者の話を聞くが，発話そのものを分析する時間も割くべきである．
たわいないもない会話（例えば天気など）をするようにさせると，たいていは発話の特徴を分
析しやすい．声量は適切か？常に怒鳴り散らしているか？穏やかに話しているか？速度とリズ
ムは適切か？早いのか，遅いのか？変化しすぎるのか？滑らかに話すのか，突発的なのか？答
えに時間を要するか？

　ここでは患者の会話を分析し，思考障害もしくは言語障害の証拠を記載しておく．思考は迂
遠・冗長なのか？反響言語，観念奔逸はあるか？失語はあるか？文法の間違いは？言葉の意味
の間違いは？患者は質問した内容を理解していそうか？何かを指示した場合，その指示に従え
るか？

3. 気分と情動

このセクションは他に比べると核心を突いた質問をする必要がある．というのも，質問に対する答え（自殺／他殺についての考え）によって入院か帰宅かという違いが生まれるので大きな意味を持つ．ここで言う気分は例えば「今のあなたの気分はどうですか？」といった質問の答えをそのまま書くべきである．そしてそれが報告された気分と一致するか評価すべきである．気分自体はどうか？変動の大きさは適切か？（正常気分か？）安定しているか？平坦か？患者の自己評価はどうか？価値観は？エネルギーや幸せの程度（および活気）は？日常生活に喜びはあるか？何をしても楽しめない（アンヘドニア）か？また現在の気分が普段と違わないかも重要である．もし違うなら，最近のライフイベントと関係あるか？

4. 知覚の異常

幻覚とは対象のない知覚である．錯覚とは現実にある外界からの知覚を誤解することである．臨床家にもこのセクションが苦手な人はいる．それは質問が良くないから意味のある答えを得られないのである．他のセクションと同じで，単に「幻覚はありますか？錯覚はありますか？」と聞くのは不十分である．Lyketsos ら（2008）はこのセクションにうまく入るために，眠るときや起きるときのことを話すのが良いと指摘している．導入で「眠るときや起きるときに，うまく説明できないものが見えたり聞こえたりする人もいますが，このような体験はありますか？」のような質問は良いかもしれない．そこから「他の人に見えないものが見えたり，他の人に聞こえない音や声が聞こえたりする人もいますが，このような体験はありますか？」，「例えば落ちているロープが実はヘビだったと気づく人もいますが，このように他の人が気づかないことに気づいたことはありますか？」といった質問はどうだろうか．幻覚や錯覚の体験を明らかにするのに，家族からの情報は助けになる（もちろん患者を診察して病歴を聴取した上での話だが）．

5. 思考の内容

妄想とは訂正できない誤った確信である．妄想が信念／観念であるのに対し，幻覚と錯覚は知覚の異常体験であり，この区別は重要である．このセクションでは患者の信仰している宗教や文化背景を知る必要があり「何が正常か」を考える必要がある．ここで考えられる質問はたくさんあるが，例として「他の人には信じられないことや，奇妙なことを信じてしまったりしますか？」（妄想），「一日中ある特定のことを考えてしまったりしますか？」（強迫観念），「ある考えを止めるためもしくは安心するために行う儀式などはありますか？」（強迫行為），「高い所をひどく怖がる人もいますが，何かものすごく怖いものはありますか？」（恐怖）などが挙げられる．幻覚および錯覚と区別するため，妄想，強迫観念，強迫行為，恐怖，これらは別に記載する方が良い．鑑別診断にも役立つことが多い．

6. 洞察と判断

Lyketsos らは，洞察とは患者が自分の状況をどう理解するかだと説明している．「自分の健康状態について何かおかしいと思うことはありますか？」，「記憶力について問題があると思いますか？」，「家族と仲良く暮らせていると思いますか？」など．家族からの情報が助けになる

のはここでも一緒である．判断とはその人の状況を評価する能力で，事実や問題を考え，適切な結論を導く能力である．このセクションでは患者自身に関係する質問をするのが良い．例えば，アルコールのリハビリテーションプログラムのため入院する患者に「もし同じプログラムの中で，飲酒している人を見つけたらどうしますか？」と聞いてみると良いだろう．

7．認知機能

　精神科的評価のグランドフィナーレでは，気づいたことのまとめだけでなく，認知機能の評価も行わなければならない．しかし実際には Mini-Mental State Examination（MMSE）を施行するだけで済ませてしまっている例があまりに多い．MMSE はもちろん重要だが，認知機能について追加の質問をためらうべきではないし，そう努力すべきである．例えばもし患者が最近の出来事を思い出しにくいと気づいたなら"記憶"の欄に記載しておくべきである．もし患者が MMSE に集中できないなら"注意"の欄に記載しておくべきである．もし患者が大統領の名前を知らないと判明したなら"基本的知識"の欄に記載しておくべきである．意識レベルはいつも必ずこのセクションで評価し記載しておくべきである．

表B-1 ベッドサイドにおける精神科的評価

1	外見	外見 髪の手入れ 着衣 視線 その他
	行動	行動 態度 協力的か？ その他
2	発話	声量 速度 リズム 滑らかさ 自発性 答えの遅延 思考障害 言語障害 質問に対する理解力 指示に従えるか その他
3	気分／情動	報告された気分 自己評価 自殺の考えは？ 計画は？ 気分の評価： 活気 消極的希死念慮は？

		安定性 反応性 適切さ 他殺の考えは？ 計画は？ その他	
4	知覚の異常	錯覚 幻覚 その他	
5	思考の内容	妄想 強迫観念 強迫行為 恐怖 その他	
6	洞察	洞察 その他	
	判断	判断	
7	認知	意識レベル 評価尺度 MMSE：　　／30 点 その他	
		見当識 記憶 日常動作 言語 抽象 基本的知識	
		注意 計算 遂行機能 その他	

訳者を代表して

「精神科の患者さんってどうやって診察したらいいんだろう？」

　医療従事者なら一度はこう思ったことがあるのではないでしょうか．学生さんはもちろん，すでに働かれている方でも，精神科患者さんをどう診たら良いかわからない，という方は大勢いらっしゃるのではないかと思います．

　かくいう私もその一人でした．私は国立国際医療研究センター国府台病院という，精神科オリエンテッドな環境で初期研修を行いました．しかし精神科志望でありながら，研修医時代は他科よりも精神科の方が，患者さんを診るのは難しいと実は感じていました．理由として，精神科のトレーニングにおいて指導医を見て聞いて「盗む」割合が大きく，当時システマティックな面接ができていなかったことが一つ挙げられます．それから現在に至るまで精神医学の世界に生きている訳ですが，日本の精神科医療従事者はシステマティックな面接というより，自分の経験値ベースで有効だった手順で面接を行う傾向が強いのかな？と思ったりもします（それが常に悪いとは言いませんが）．本書はそのようなリミテーションを補う内容になっています．精神科患者さんの診察に自信がありませんという方にも，精神科臨床経験はあるけれど各症状を DSM に当てはめるだけの診察をしてしまっているという方にも，「4 つの観点」は読んだその日から実践できる体系的なスキルとなっています．

　本書はまず加藤隆弘先生，高柳陽一郎先生，田中徹平先生，松田太郎先生，横井優磨先生，私で各セクションを訳してから，それぞれが矛盾しないように監訳するという手順を取りました．本書に限らず医学書の翻訳ではありきたりな悩みですが，一般的に馴染みのない表現はどうしても出てきます．とりわけ精神医学は医学の中でも固有なジャンルなので，専門的な表現をどのように翻訳するべきかには苦心しました．そして原著への忠実性とのトレードオフとはいえ，本書の目的を考えると初学者にもわかりやすいことが大事とも考えました．そこで原著の内容をなるべく損なわないよう工夫しつつ，時代の流れも汲んだ読みやすさとのバランスが取れた翻訳を心がけました．例えば各 CASE のタイトルは ICD-11 を反映しつつ（例：双極性障害→双極症），CASE の本文はより馴染みのある表現を優先するなどの微妙な工夫をしました．いかがでしたでしょうか．

　本書の出版まで少し時間がかかってしまいました．中外医学社の桂彰吾様にはとても忍耐強くお付き合いいただき，この場をお借りして厚く御礼申し上げます．そして何より本書を手に取って下さった皆様に心より深謝いたします．今後とも精神科医療をどうぞよろしくお願い申し上げます．

2024 年 6 月

成 田 　 瑞

JCOPY 498-22960

索 引

システマティック臨床精神医学
4つの多元的観点による治療体系化 　　ⓒ

発　行	2024 年 6 月 30 日 　　　初版 1 刷

著　者　Margaret S. Chisolm
　　　　Constantine G. Lyketsos

監修者　澤　　　明

監訳者　成　田　　瑞

発行者　株式会社　中外医学社
　　　　代表取締役　青　木　　滋

　　　　〒162-0805　東京都新宿区矢来町 62
　　　　電　　話　　(03) 3268-2701 (代)
　　　　振替口座　　00190-1-98814 番

印刷・製本/三和印刷(株)　　　　　　　＜SK・YK＞
ISBN978-4-498-22960-0　　　　　Printed in Japan